Prof. Dr. Hajo Hamer, Dr. Stephanie Gollwitzer und Dr. Sabine Krebs

Epilepsie

AF777698

Epilepsie

von

**Prof. Dr. Hajo Hamer, Dr. Stephanie Gollwitzer und
Dr. Sabine Krebs**

**Vorträge und Arbeitsunterlagen
der Fortbildungsveranstaltungen im Herbst 2020**

Schriftenreihe der Bayerischen Landesapothekerkammer Heft 101

Govi

Bibliografische Information der Deutschen Nationalbibliothek

Die Deutsche Nationalbibliothek verzeichnet diese Publikation in der Deutschen Nationalbibliografie; detaillierte bibliografische Daten sind im Internet über http://dnb.d-nb.de abrufbar.

Wichtiger Hinweis
Medizin als Wissenschaft ist ständig im Fluss. Forschung und klinische Erfahrungen erweitern unsere Kenntnisse, insbesondere was Behandlung und medikamentöse Therapie anbelangt. Soweit in diesem Werk eine Dosierung oder eine Applikation erwähnt wird, darf der Leser zwar darauf vertrauen, dass Autoren, Herausgeber und Verlag größte Mühe darauf verwandt haben, dass diese Angabe genau dem Wissensstand bei Fertigstellung des Werkes entspricht. Dennoch ist jeder Benutzer aufgefordert, die Beipackzettel der verwendeten Präparate zu prüfen, um in eigener Verantwortung festzustellen, ob die dort gegebene Empfehlung für Dosierungen oder die Beachtung von Kontraindikationen gegenüber der Angabe in diesem Buch abweichen. Das gilt besonders bei selten verwendeten oder neu auf den Markt gebrachten Präparaten und bei denjenigen, die von zuständigen Behörden in ihrer Anwendbarkeit eingeschränkt worden sind. Geschützte Handelsnamen (Warenzeichen) wurden nicht besonders kenntlich gemacht. Aus dem Fehlen eines solchen Hinweises kann also nicht geschlossen werden, dass es sich um einen freien Warennamen handelt. Die erwähnten Handelspräparate wurden lediglich beispielhaft beziehungsweise aus didaktischen Überlegungen heraus gewählt.

Produktbezeichnungen und Warenzeichen können warenzeichenrechtlich geschützt sein, auch wenn ein Hinweis auf etwa bestehende Schutzrechte fehlt.

Aus Gründen der besseren Lesbarkeit wird auf die gleichzeitige Verwendung männlicher und weiblicher Sprachformen verzichtet. Sämtliche Personenbezeichnungen gelten gleichermaßen für beiderlei Geschlecht.

ISBN 978-3-7741-1535-4 (E-Book)

ISBN 978–3–7741–1534-7 (Buch)

© 2020 Govi (Imprint) in der
Avoxa – Mediengruppe Deutscher Apotheker GmbH, Apothekerhaus Eschborn,
Carl-Mannich-Straße 26, 65760 Eschborn
avoxa.de, govi.de

Herausgeber: Bayerische Landesapothekerkammer

Alle Rechte vorbehalten. Kein Teil des Werkes darf in irgendeiner Form (durch Fotokopie, Mikrofilm oder ein anderes Verfahren) ohne schriftliche Genehmigung des Verlages reproduziert oder unter Verwendung elektronischer Systeme verarbeitet, vervielfältigt oder verbreitet werden.

Satz: Fotosatz Buck, Kumhausen/Hachelstuhl
Druck: Medienhaus Plump, Rheinbreitbach

Printed in Germany

Vorwort des Herausgebers

Epilepsien sind durch das wiederholte, unprovozierte Auftreten von epileptischen Krampfanfällen gekennzeichnet.

Etwa 60 % der Epilepsien sind fokal und dann am häufigsten im Temporallappen lokalisiert. 40 % der Epilepsien sind generalisiert und haben einen genetischen Hintergrund. Die Diagnose einer Epilepsie ruht auf mehreren Säulen: Anamnese/Fremdanamnese, neurologische Untersuchung, EEG und MRT (seltener Laboruntersuchungen).

Die Therapie der Epilepsien besteht zunächst in der medikamentösen Einstellung des Patienten. Die Anzahl der zur Verfügung stehenden Antikonvulsiva wächst von Jahr zur Jahr. Mittlerweile stehen bei generalisierten Epilepsien ca. 5–10 und für fokale Epilepsien mehr als 25 verschiedene Arzneimittel zur Verfügung. Bislang konnte allerdings nicht gezeigt werden, dass bei den häufigen fokalen Epilepsien eines dieser Antikonvulsiva den anderen an Wirkstärke überlegen ist. Die neueren Antikonvulsiva (Zulassung nach 1980) sind im Durchschnitt verträglicher als die älteren. Die Auswahl des jeweiligen Medikaments folgt daher weniger (pharmakodynamischen) übergeordneten Prinzipien als vielmehr individuellen Bedürfnissen.

Ausführlich wird auf die zur Verfügung stehenden Arzneimittel sowohl für die fokale als auch die generalisierte Epilepsie eingegangen.

Die medikamentöse Therapie erreicht Anfallsfreiheit bei ca. zwei Dritteln der Patienten. Bei der verbleibenden, als medikamentös refraktär einzustufenden Gruppe von Patienten sollte rasch die Indikation zu einem epilepsiechirurgischen Verfahren überprüft werden, da dadurch in vielen Fällen noch Anfallsfreiheit erreicht werden kann und ein sozialer Abstieg verhindert wird. Eine weitere Therapieoption sind Stimulationsverfahren, wie die Nervus-Vagus-Stimulation oder neuerdings auch die Tiefenhirnstimulation des anterioren Thalamus.

Die Referenten vermitteln Grundlagen zu Ätiologie und Klassifikation der Epilepsien (inkl. Video-Beispiele) und stellen diagnostische Verfahren und typische Befunde vor. Strategien zur medikamentösen Mono- und Kombinationstherapie der Epilepsien werden systematisch und anhand von Fallbeispielen besprochen.

Dabei wird auch auf Methoden zur Reduktion von unerwünschten Wirkungen und klinisch relevanter Arzneimittelinteraktionen in den verschiedenen Patientengruppen sowie Ansätze zur Förderung der Therapieadhärenz eingegangen.

Für diese äußerst interessante Lektüre danke ich den Autoren und Referenten auch im Namen des Vorstandes und des Fortbildungsausschusses ganz herzlich.

Mit kollegialen Grüßen
Ihr Thomas Benkert
Präsident der Bayerischen Landesapothekerkammer

Inhaltsverzeichnis

Teil I
Epilepsie

1. Diagnosekriterien, Epidemiologie und Klassifikation

1.1 Diagnose und Prävalenz

Epilepsien gehören mit einer Gesamtprävalenz von etwa 0,5–0,6 % (Gustavsson, Svensson et al. 2011) zu den häufigsten chronisch-neurologischen Erkrankungen. Der Erkrankungsbeginn ist vorwiegend im (Klein-)Kindesalter und im späten Erwachsenenalter (> 60 Jahre), hierbei überwiegen mit dem Alter symptomatische Epilepsien.

Epilepsien zeichnen sich durch wiederholt auftretende, unprovozierte epileptische Anfälle aus. Epileptische Anfälle sind die Folge von unkontrollierten, synchronen und ca. 1–2 Minuten andauernden Entladungen kortikaler Neurone, deren kleinste pathophysiologische Einheit auf zellulärer Ebene das sogenannte »paroxysmal depolarisation shift (PDS)« ist. Das PDS besteht aus einem Aktionspotenzial, das um einige »Ca^{2+}-spikes« verlängert ist. Somit ist Epilepsie eine kortikale Erkrankung. Epileptische Anfälle von subkortikalen Strukturen, wie z. B. des Kleinhirns oder des Rückenmarks, sind nicht bekannt.

Da einen epileptischen Anfall ca. 5 % aller Menschen erleiden (inkl. Fieberkrämpfe im Kleinkindesalter), aber nur ein Teil dieser Betroffenen wiederkehrende Anfälle erfährt, wurde zunächst die Diagnose einer Epilepsie erst nach dem wiederholten, unprovozierten Auftreten von ≥ 2 epileptischen Anfällen gestellt, was erst dann eine antikonvulsive Einstellung nach sich zog. In den letzten Jahren wurden allerdings die Diagnosekriterien dahingehend erweitert, dass auch bereits nach einem ersten Anfall die Diagnose einer Epilepsie gestellt werden kann, wenn sich Hinweise für ein hohes Rezidivrisiko ergeben (Fisher, van Emde et al. 2005). Hierzu gehören beispielsweise epilepsietypische Potenziale im postiktalen EEG oder eine epileptogene Läsion in der MRT, auf die der erste Anfall bezogen werden kann.

1.2 Klassifikation

Es lassen sich über 50 verschiedene Epilepsiesyndrome/-erkrankungen mit unterschiedlichen Anfallstypen und einer Vielzahl von Ätiologien unterscheiden. Neben der Therapie unterscheidet sich die Prognose der einzelnen Formen der Epilepsien deutlich. Daher macht es auch in der klinischen Praxis Sinn, eine Klassifizierung der Epilepsien und ihrer Anfallstypen vorzunehmen, da sich daraus direkte therapeutische Konsequenzen ableiten lassen.

Die internationale Klassifikation von Epilepsien und epileptischen Syndromen von 1989 (Epilepsy 1989) wurde 2010 überarbeitet (Berg, Berkovic et al. 2010); 2013 wurde das ursprüngliche Dokument zur öffentlichen Diskussion freigegeben. Es folgte ein reger internationaler Austausch, der weitere Überarbeitungen nach sich zog. 2017 wurde schließlich die neue, umfassend überarbeitete Epilepsieklassifikation vorgestellt (Scheffer, Berkovic et al. 2017) (Tab. 1). Es handelt sich bei dieser um eine mehrstufige Klassifikation, deren erste Stufe die Bestimmung der Anfallsform darstellt. Hier erfolgt zunächst eine Einteilung in Anfälle mit fokalem, generalisiertem oder unbekanntem Beginn.

Die zweite Stufe der Klassifikation definiert die Art der Epilepsie. Hier wird auch weiterhin zwischen (idiopathisch bzw. genetisch) generalisierten Epilepsien mit den drei Anfallstypen (Absence, generalisierter myoklonischer Anfall, generalisierter tonisch-klonischer Anfall) und generalisierten epilepsietypischen Potenzialen im EEG und fokalen Epilepsien mit unterschiedlicher Lokalisation, einer »bunten« Anfallssemiologie und fokalen EEG-Veränderungen (s. u.) unterschieden (Tab. 1). Darüber hinaus wurde allerdings eine neue Kategorie der kombinierten generalisierten und fokalen Epilepsie eingeführt. In dieser Kategorie werden Patienten erfasst, die sowohl generalisierte als auch fokale Anfälle erleiden, wie es z. B. beim Dravet- oder Lennox-Gastaut-Syndrom der Fall ist. Gelingt keine eindeutige Einordnung der Epilepsie als generalisiert oder fokal, beispielsweise aufgrund fehlender Informationen, kann die Art der Epilepsie nun zudem auch als »unklassifiziert« bezeichnet werden.

Die dritte Stufe der Klassifikation erfasst, falls möglich, das spezifische Epilepsie-Syndrom. Ein Epilepsie-Syndrom setzt sich aus einer Vielzahl von Merkmalen zusammen, z. B. der klinischen Manifestation, dem EEG- und MRT-Befund, dem Alter bei Erstmanifestation, der Ätiologie und ggf. Komorbiditäten. Bei den idiopathisch (genetisch) generalisierten Epilepsien werden weiterhin die vier klassischen Syndrome unterschieden: Absencenepilepsie des Kindesalters, juvenile Absencenepilepsie, juvenile myoklonische Epilepsie und Epilepsie mit ausschließlich generalisierten tonisch-klonischen Anfällen.

Neben der 3-stufigen Klassifikation der Epilepsie ist außerdem nach Möglichkeit eine Klärung der Ätiologie der Epilepsie anzustreben, da diese von wesentlicher Bedeutung für die weitere Therapie und Prognose ist. Aktuell werden folgende ätiologische Gruppen unterschieden: strukturell (z. B. Epilepsien infolge von Tumoren, Hippocampussklerose), genetisch, infektiös (z. B. Anti-NMDA-Rezeptor-Enzephalitis), metabolisch, immunvermittelt und unbekannt. Ebenfalls erfasst werden sollten Komorbiditäten.

Tabelle 1: Internationale Klassifikation der Epilepsien und Epilepsie-Syndrome

1.	**Anfallsformen**
1.1	Fokal
1.2	Generalisiert
1.3	Unklassifiziert
2.	**Arten der Epilepsie**
2.1	Fokal
2.2	Generalisiert
2.3	Kombiniert generalisiert und fokal
2.4	Unklassifiziert
3.	**Epilepsie-Syndrome**
3.1	*Idiopathisch/genetisch generalisierte Epilepsien (mit altersgebundenem Beginn, nach Erkrankungsalter geordnet)*
	– Benigne familiäre Neugeborenenkrämpfe
	– Benigne Neugeborenenkrämpfe
	– Absencen-Epilepsie des Kindesalters
	– Juvenile Absencen-Epilepsie
	– Juvenile myoklonische Epilepsie (Impulsiv-Petit mal-Epilepsie)
	– Epilepsie mit ausschließlich generalisiert-tonisch-klonischen Anfällen
	– Andere generalisierte idiopathische Epilepsien
	– Epilepsien mit spezifischen Anfallsauslösern (»Reflexepilepsien«)
3.2	*Fokale Epilepsien und Syndrome*
3.2.1	Idiopathisch (mit altersgebundenem Beginn)
	– Gutartige Epilepsie des Kindesalters mit zentrotemporalen Spikes
	– Epilepsie des Kindesalters mit occipitalen Paroxysmen
	– Primäre Leseepilepsie
3.2.2	Symptomatisch
	– Chronisch progrediente Epilepsia partialis continua (Kojewnikow-Syndrom) des Kindesalters
	– Syndrome mit spezifischer Anfallsauslösung (»Reflexepilepsien«)
	– Temporallappenepilepsien
	– Frontallappenepilepsien
	– Parietallappenepilepsien
	– Okzipitallappenepilepsien
3.3	*Kombinierte generalisierte und fokale Epilepsien*
	– West-Syndrom (Epilepsie mit Blitz-Nick-Salaam-Anfällen)
	– Lennox-Gastaut-Syndrom
	– Dravet-Syndrom

4.	**Ätiologien** – Strukturell – Genetisch – Infektiös – Metabolisch – Immunvermittelt – Unbekannt
5.	**Komorbiditäten** ILAE classification of epilepsies 2017

Für die Syndrom-Diagnose spielt, wie oben erwähnt, die Anfallsklassifikation eine große Rolle. Dadurch können wertvolle Hinweise auf das Syndrom und die Lokalisation der Epilepsie (bei fokalen Epilepsien) gewonnen werden. Auch die Anfallsklassifikation wurde 2017 überarbeitet (Fisher, Cross et al. 2017). Für die Einteilung epileptischer Anfälle spielt hierbei der Beginn (fokal, generalisiert, unbekannt), der Bewusstseinszustand und das Auftreten motorischer Symptome eine Rolle (Tab. 2). Der Begriff Aura findet in der aktuellen Klassifikation keine Verwendung mehr und wird durch den Ausdruck »bewusst erlebter Anfall« mit ggf. qualitativer Beschreibung des erlebten Gefühls/Sinneseindrucks ersetzt.

Tabelle 2: Anfallsklassifikation

1.	**Fokaler Beginn** – Bewusst erlebt/nicht bewusst erlebt – motorischer Beginn/nicht motorischer Beginn – fokal zu bilateral tonisch-klonisch (früher: sekundär tonisch-klonisch)
2.	**Generalisierter Beginn** – Motorisch (tonisch-klonisch; anders motorisch) – Nicht-motorisch (Absence)
3.	**Unbekannter Beginn** – Motorisch (tonisch-klonisch; anders motorisch) – Nicht-motorisch – Nicht klassifiziert ILAE classification of seizure types 2017

Die einzelnen Anfallstypen können ineinander übergehen. So ist z. B. ein typischer, aber nicht zwangsläufiger Ablauf eines Anfalls bei Temporallappenepilepsie: bewusst erlebter epigastrischer Anfall – nicht bewusst erlebter Anfall mit Automatismen – fokal zu bilateral tonisch-klonischer Anfall.

Zusammenfassend ist eine Epilepsie-Klassifikation, die das Syndrom, die Ätiologie und Anfallssemiologie beinhaltet (Kellinghaus, Loddenkemper et al. 2006), von großer praktischer Bedeutung, da sie kurz und klar die Erkrankung zusammenfasst, sofortige therapeutische Konsequenzen nach sich zieht und eine prognostische Einschätzung der Erkrankung erlaubt. Dies kann die eigene Praxis, die Kommunikation mit Kollegen und die Beratung des Patienten verbessern und erleichtern.

2. Diagnostik

2.1 Allgemeine Diagnostik

Die Diagnose einer Epilepsie ruht auf mehreren Säulen: Anamnese, Fremdanamnese, neurologische Untersuchung, EEG, MRT und seltener Laboruntersuchungen einschließlich genetischer Testung.

Anamnese und Fremdanamnese sind von zentraler Bedeutung. Hilfreich sind insbesondere die Fragen nach dem Beginn eines Anfalls, insbesondere ob zunächst ein bewusst erlebter Anfall (früher Aura) aufgetreten ist (hinweisend auf eine fokale Epilepsie) oder ob sich eine anderweitige fokale Symptomatik zeigte. Systematische Video-Analysen von Anfällen haben zur Identifikation vieler lateralisierender und lokalisierender Anfallssymptome geführt (Lüders, Acharya et al. 1998, Hamer, Wyllie et al. 1999). So spricht z. B. ein olfaktorischer Anfall für einen Anfallsursprung im mesialen Temporallappen einschließlich der Amygdala. Wenn ein bewusst erlebter epigastrischer Anfall von einem nicht bewusst erlebten Anfall mit Automatismen im Bereich der Hände oder oroalimentären Automatismen gefolgt ist, so liegt in >90 % der Fälle ein temporaler Anfallsursprung vor (Henkel, Noachtar et al. 2002). Anamnestisch kann auch ermittelt werden, ob andere stereotype Episoden von wenigen Minuten Dauer bemerkt wurden, ob nach einem Anfall mit Bewusstseinsverlust und Sturz Muskelkater, Einnässen, Zungenbiss und protrahierte Reorientierung aufgetreten sind.

Tabelle 3: Lateralisierende Anfallssymptome

Symptom	Anfallsursprung, Spezifität
Forcierte Kopfwendung vor Generalisierung	kontralateral, 95 %
Iktale Dystonie	kontralateral, 90 %
Iktale Sprache	nondominante Hemisphäre, >90 %
Einseitiger Klonus	kontralateral, >90 %
Erhaltenes Bewusstsein bei iktalen Automatismen	nondominante Hemisphäre, >90 %
Postiktale Sprachstörung	dominante Hemisphäre, 80–90 %
Postiktales Nasereiben	ipsilateral, >90 %
Bewusst erlebter Anfall mit unilateralem Sinneseindruck	kontralateral, >90 %

Risikofaktoren für das Auftreten einer Epilepsie sind positive Familienanamnese, perinatale Schädigung und Hinweise auf Hirnschäden (inkl. schweres Schädelhirntrauma, Meningoencephalitis).

Neben der Anamnese kommt dem EEG für die Diagnose einer Epilepsie eine große Bedeutung zu. Zwar ist die Sensitivität eines ersten Routine-EEGs für den Nachweis epilepsietypischer Potenziale (ETP) mit 30–50 % relativ gering, aber bei Nachweis von fokalen oder generalisierten ETP ist der Verdacht auf das Vorliegen einer Epilepsie deutlich erhärtet, und oft erlaubt es die Einordnung als generalisierte oder fokale Epilepsie. Der Nachweis von ETP nach einem ersten Anfall belegt ein erhöhtes Rezidivrisiko, was die Diagnose einer Epilepsie schon nach dem ersten Anfall nahelegt (s. o.).

Die strukturelle Bildgebung wurde mit Einführung und Entwicklung der MRT revolutioniert: Eine CCT ist in aller Regel höchstens noch in der unmittelbar postiktalen Phase zum Ausschluss akuter Pathologien, wie intracerebraler Blutungen oder Traumafolgen, indiziert. Heute gelingt bei fokalen Epilepsien in der MRT häufig der Nachweis einer epileptogenen Läsion, sodass eine MRT fester Bestandteil der Epilepsiediagnostik bereits nach dem ersten Anfall ist. Es sind allerdings eine der Fragestellung angepasste spezielle Schnittführung und der Einsatz bestimmter Sequenzen erforderlich (dünnschichtige coronare T2 senkrecht zur Achse des Hippokampus, FLAIR, T1 Volumendatensatz, T2*).

Der Nachweis fokaler neurologischer Defizite in der neurologischen Untersuchung spricht für das Vorliegen einer fokalen Epilepsie. Laboruntersuchungen von Serum und Liquor spielen vor allem in der Diagnostik akuter symptomatischer Anfälle (z. B. bei Meningitis), bei Stoffwechselerkrankungen und seltener zur genetischen Testung eine Rolle.

2.2 Prächirurgische Epilepsiediagnostik

Bei medikamentös refraktärer fokaler Epilepsie kann die bisherige Diagnostik um eine prächirurgische Epilepsiediagnostik erweitert werden. Diese hat das Ziel, die Lage und Ausdehnung der epileptogenen Zone und deren Abgrenzung von benachbart liegenden eloquenten Bahnen und Kortexarealen zu bestimmen. Das angestrebte Ergebnis der Diagnostik ist die exakte Definition der Resektionsgrenzen des epilepsiechirurgischen Eingriffs, um das erkrankte Gewebe vollständig unter Schonung von funktionstragendem Kortex zu entfernen.

Kern dieser Diagnostik ist das stationäre Video-EEG-Monitoring, das sich über ein bis zwei Wochen erstrecken kann und bei dem im EEG interiktale epilepsietypische Potenziale und die Anfallsursprungszone definierende Anfallsmuster aufgezeichnet und bestimmt werden. Eine besondere Bedeutung hat die Anfallsanalyse im Video, um lateralisierende und lokalisierende Anfallssymptome zu identifizieren (s. o.). Aus konkordanten Befunden der Anfallssemiologie, des interiktalen und iktalen EEG sowie der MRT kann in vielen Fällen bereits eine erfolgversprechende Operationsindikation gestellt werden. Zum Einsatz kommen auch eine neuropsychologische Testung (z. B. mit der Frage, ob ein erhöhtes Risiko auf postoperative kognitive Defizite nach Temporallappenteilresektion besteht) und seltener ein iktales SPECT und der Wada-Test (intrakarotidale Amobarbitalgabe zur kurzzeitigen Inaktivierung jeweils einer Hemisphäre), der die Lateralisierung von Sprache und Gedächtnisfunktionen erlaubt (Rosenow and Luders 2001). In Einzelfällen kann eine invasive EEG-Ableitung mit subduralen Platten- und Tiefenelektroden nötig werden, um das epileptische Kortexareal sicher identifizieren zu können.

3. Fokale Epilepsien

Etwa 60 % aller Epilepsien sind fokal. Symptomatische Formen überwiegen vor allem bei Erwachsenen deutlich.

3.1 Symptomatische fokale Epilepsien

Symptomatische fokale Epilepsien können durch eine Vielzahl unterschiedlicher Ätiologien bedingt sein. Kortikale Dyplasien und andere angeborene Hirnschäden treten dabei am häufigsten im Kindesalter auf, posttraumatische Epilepsien bei Jugendlichen und Erwachsenen, tumorbedingte Epilepsien bei Erwachsenen und älteren Patienten, und neurodegenerativ oder vaskulär (z. B. postischämisch) bedingte Epilepsien finden sich vor allem im höheren Lebensalter.

Fokale Epilepsien werden, wenn möglich, weiter nach der lobären Lage der epileptogenen Zone bzw. der Anfallsursprungszone und deren Ätiologie eingeteilt (s. o.).

3.2 Temporallappenepilepsie

Die Temporallappenepilepsie gehört zu den häufigsten fokalen Epilepsien. Es werden mesiale (ca. 90 %) von lateralen (ca. 10 %) Temporallappenepilepsien (TLE) unterschieden. Eine der häufigsten Ursachen der mesialen TLE ist die Hippokampussklerose (Synonym: Ammonshornsklerose, Abb. 1). Bei dieser Ätiologie treten in 40 % der Fälle bis zum 5. Lebensjahr (oft komplizierte) Fieberkrämpfe auf. Nach einem meist mehrjährigen anfallsfreien Intervall treten in der Jugend bzw. im jungen Erwachsenenalter unprovoziert wiederkehrende, epileptische Anfälle auf. Typischerweise treten überwiegend zunächst bewusst erlebte Anfälle mit epigastrischen, olfaktorischen oder psychischen Sensationen gefolgt von nicht bewusst erlebten Anfällen mit Automatismen mit oder ohne Übergang in einen bilateral tonisch-klonischen Anfall mehrmals pro Monat auf. Neurologisch besteht besonders bei mesialer TLE der dominanten Hemisphäre oft eine (verbale) Kurzzeitgedächtnisstörung. Psychiatrische Auffälligkeiten, wie z. B. Depressionen, sind häufig vergesellschaftet. Nur etwa 10 % der Patienten mit einer mesialen TLE bei Hippokampussklerose werden durch Antikonvulsiva anfallsfrei. Andererseits werden etwa 70 % dieser Patienten durch einen epilepsiechirurgischen Eingriff anfallsfrei, weshalb ein solcher frühzeitig erwogen werden sollte.

Laterale, neokortikale TLE haben andere Ätiologien, wie Missbildungstumore oder Kavernome, und können selten auch genetisch bedingt sein (z. B. »familiäre TLE mit akustischen Symptomen«).

3.3 Frontallappenepilepsie

Frontallappenepilepsien (FLE) sind die zweithäufigste Form fokaler Epilepsien (Abb. 2). Die Anfallssymptomatik ist häufiger als bei der TLE durch tonische, klonische, versive, bilateral tonisch-klonische oder auch hypermotorische Anfälle

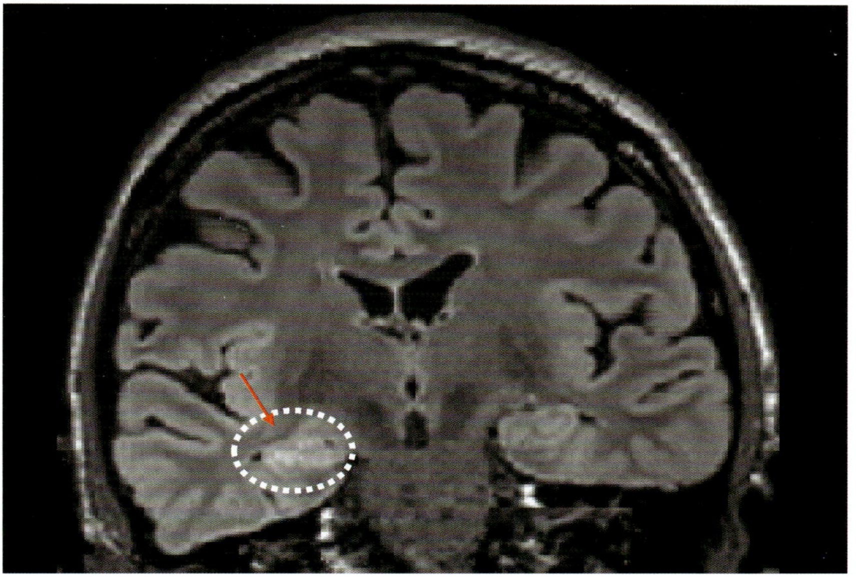

Abb. 1: cMRT einer 46-jährigen Patientin mit Temporallappenepilepsie rechts aufgrund einer Hippokampussklerose (siehe Pfeil; der Hippokampus rechts zeigt die primären Charakteristika einer Hippokampussklerose in der Bildgebung: im Vergleich zur Gegenseite klein, signalangehoben und mit verwaschener Binnenstruktur)

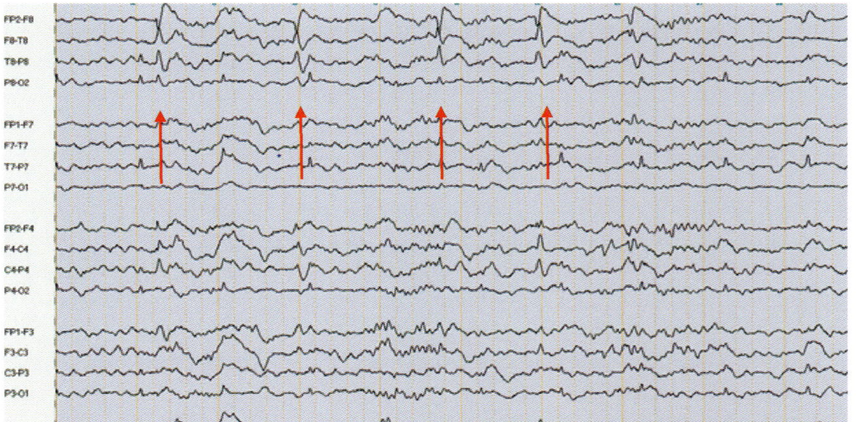

Abb. 2: EEG eines Patienten mit einer rechtsseitigen Frontallappenepilepsie aufgrund einer Dysplasie. Im EEG zeigten sich zahlreiche frontale epilepsietypische Potenziale in Form von Spikes und Sharp Waves (Pfeile).

geprägt. Letztere zeigen meist kurze, bilaterale, proximal betonte, heftige repetitive Bewegungen, die bei erhaltenem Bewusstsein auftreten können. Sie werden deshalb oft fälschlicherweise für psychogene Anfälle gehalten, lassen sich aber aufgrund ihrer Kürze, Stereotypie und ihres meist nächtlichen Auftretens in Serien aus dem NREM-Schlaf heraus von solchen abgrenzen. Bei Zweifel an der Diagnose ist ein Video-EEG-Monitoring hilfreich, wenn auch das EEG häufig durch Muskel- und Bewegungsartefakte während des Anfalls schwer zu interpretieren ist. Typische Ätiologien sind Dysplasien, Kavernome, posttraumatische oder ischämische Läsionen oder Tumore. Selten kommen auch genetisch bedingte Frontallappenepilepsien vor (s. u.).

3.4 Parietal-/Okzipitallappenepilepsie

Epilepsien des Parietallappens und des Okzipitallappens sind relativ selten. Die Anfälle können rasch propagieren. Interiktale epilepsietypische Potenziale sind seltener und können aufgrund von schneller Fortleitung entfernt, z. B. über dem Temporallappen, auftreten. Patienten mit (kontralateralen) visuellen Anfällen oder anderen lateralisierenden Anfallssymptomen weisen eine gute Prognose auf, wenn epilepsiechirurgische Eingriffe möglich sind (Bösebeck, Schulz et al. 2002).

3.5 Reflexepilepsien

Bei wenigen Patienten treten epileptische Anfälle nur oder ganz überwiegend auf spezifische Trigger hin auf. Hierbei kann es sich um Flackerlicht, visuelle Muster, schreckhafte akustische Reize, das Lösen von mathematischen Aufgaben oder Lesen, aber auch um andere z. T. sehr spezifische Auslöser (z. B. das Reiben von Sand zwischen Zeigefinger und Daumen, der Anblick einer bewegten Wasseroberfläche (Bauer, Knake et al. 2008)) handeln. Die Therapie besteht, falls möglich, aus der Vermeidung von Triggern und unterstützend aus dem Einsatz von Antikonvulsiva.

3.6 Idiopathische fokale Epilepsien

Zu den idiopathischen fokalen Epilepsien gehören die benigne fokale Epilepsie des Kindesalters mit zentrotemporalen Spikes (Rolandoepilepsie), die Epilepsie des Kindesalters mit occipitalen Paroxysmen und die Primäre Leseepilepsie. Darüber hinaus wurden in den letzten Jahren monogene fokale Epilepsien beschrieben.

3.6.1 Benigne fokale Epilepsie des Kindesalters mit zentrotemporalen Spikes (Rolando-Epilepsie)

Bei der Rolando-Epilepsie handelt sich um eine häufige Epilepsie (ca. 20 % der Epilepsien zwischen dem 5. und 15. Lebensjahr), die in aller Regel gutartige Verläufe bei normaler MRT zeigt und regelhaft bis zum Ende der Pubertät ausheilt. Oft treten insgesamt auch ohne Therapie nur wenige Anfälle auf, sodass eine medikamentöse Einstellung in vielen Fällen nicht zwingend notwendig ist. Bei den Anfällen handelt es sich um fokal motorische, meist im Gesicht beginnende und nicht selten in bilateral tonisch-klonische übergehende, die typischerweise aus dem Schlaf heraus auftreten. Das EEG zeigt charakteristische abgestumpfte ein- oder beidseitige zentro-temporale Spikes, die von einer kleinen Nachschwankung gefolgt sind und durch Schlaf massiv aktiviert werden.

Allerdings entwickeln die Mehrheit der Kinder mit diesen typischen, familiär gehäuft auftretenden »Rolandospikes« gar keine Anfälle, sodass Rolandospikes im EEG zwar einen Biomarker für das Auftreten einer Epilepsie darstellen, aber wenig spezifisch sind. In Deutschland gilt Sultiam als Therapie der ersten Wahl, welches z. B. in den USA nicht zugelassen ist. Dort wird meist Carbamazepin eingesetzt.

3.6.2 Monogene fokale Epilepsien

In den letzten Jahren gelang es, für einige sehr seltene autosomal-dominant vererbte fokale Epilepsien den Genort und das Gen zu identifizieren. Ein typischer Vertreter dieser Gruppe von Epilepsien ist die »Autosomal dominante nächtliche Frontallappenepilepsie (ADNFLE)« genannt. Die Patienten weisen überwiegend nachts auftretende motorische Anfälle auf. Ursächlich sind Mutationen in den Genen der Cholinrezeptoren. Drei verschiedene Mutationen verursachen denselben Phänotyp (Polygenie) (ADNFLE1, Genort:20q13, Gen: CHRNA4, ADNFLE 2, Genort:1q21, Gen: CHRNB2, ADNFLE 3, Genort:15q24, Gen:?). Weitere Beispiele sind die »Autosomal dominante laterale Temporallappenepilepsie (ADLTE, Genort:10q23–26, Gen: LGI1)« sowie die »Familiäre partielle Epilepsie mit variablen Foci (FEPEVF, Genort:22q11–12, Gen?)«.

4. Generalisierte Epilepsien

Generalisierte Epilepsien (ca. 40 % aller Epilepsien) sind Epilepsien, bei denen Anfälle entweder im gesamten Großhirn (nahezu) gleichzeitig beginnen oder bei denen alle Regionen des Großhirns unabhängig voneinander Anfälle generieren können. Dabei handelt sich häufig um idiopathische (genetische) und seltener um symptomatische Epilepsien.

4.1 Idiopathisch (genetisch) generalisierte Epilepsien

Idiopathische, d. h. wahrscheinlich überwiegend genetisch determinierte, generalisierte Epilepsien (IGE) sind meist oligo- oder polygenetisch verursacht. Das Vererbungsrisiko liegt bei etwa 5–7 %. Das Ansprechen auf Antikonvulsiva ist besser als bei den fokalen Epilepsien. Etwa 60–80 % dieser Patienten werden unter Therapie anfallsfrei. Die einzelnen Formen der IGE manifestieren sich regelhaft altersgebunden, was auch in die Epilepsie-Klassifikation Eingang gefunden hat.

4.1.1 Absencen-Epilepsien

Typische Anfallsform ist die Absence, die sich vor allem durch einen Bewusstseinsverlust ohne Tonusverlust für wenige Sekunden auszeichnet. Viele Kinder haben eine Amnesie für die Absencen. Absencen können mehrmals pro Stunde auftreten. Häufig fallen die Kinder zunächst durch einen Leistungsknick in der Schule auf (verursacht durch häufige Absencen während der Schulstunde) und werden als »verträumt« wahrgenommen. Erst das EEG, das während der Absencen ein typisches generalisiertes 3Hz-Spike-Wave-Muster aufweist, bringt die Diagnose ans Licht (Abb. 3). Bei vielen der betroffenen Kinder und Jugendlichen können Anfälle auch während der EEG-Ableitung durch Hyperventilation (Hypokapnie) ausgelöst werden.

Neben Absencen können myoklonische oder generalisiert tonisch-klonische Anfälle auftreten, was ggf. mit einer schlechteren Prognose assoziiert ist. 10 % der Patienten sind fotosensibel.

Unterschieden wird die Absencen-Epilepsie des Schulkindesalters (Auftreten bis zum 10. LJ, bessere Prognose) von der juvenilen Absencen-Epilepsie (auftreten nach dem 10. LJ; myoklonische und generalisiert tonisch-klonische Anfälle häufiger). Insgesamt heilen ca. 70–80 % der Absencen-Epilepsien bis nach der Pubertät aus.

Therapeutisch werden Valproat, Lamotrigin und Ethosuximid eingesetzt. Letzteres wirkt nur gegen Absencen. Viele andere Antikonvulsiva, wie z. B. Carbamazepin oder Phenytoin, können zur Anfallshäufung der Absencen führen.

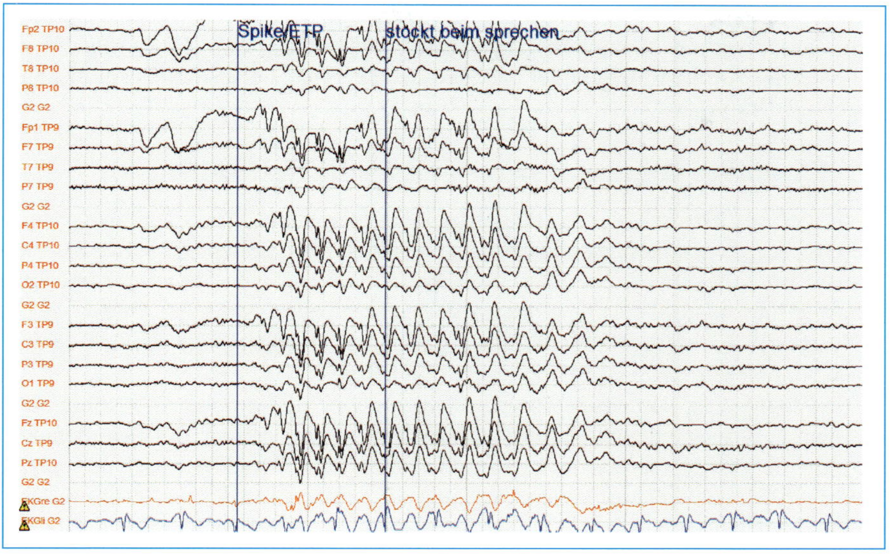

Abb. 3: EEG eines 23-jährigen Patienten mit juveniler Absencen-Epilepsie. Im iktalen EEG zeigen sich die typischen generalisierten 3Hz-Spike-Wave-Komplexe.

4.1.2 Juvenile myoklonische Epilepsie (Janz-Syndrom)

Bei diesem häufigen Syndrom treten bei Jugendlichen (Altersgipfel 14. LJ) vor allem in der ersten Stunde nach dem Erwachen bilaterale myoklonische Zuckungen v. a. der Extensoren der oberen Extremitäten auf, welche zum Fallenlassen von Gegenständen führen. Im Verlauf treten generalisierte myoklonisch-tonisch-klonische Anfälle hinzu. Absencen sind selten. Alkohol und Schlafentzug wirken anfallsprovozierend (Cave: der Morgen nach einer Party). Das EEG zeigt irreguläre 3–5Hz Spike-wave-Komplexe. 30 % der Patienten sind fotosensibel (Cave: Flackerlicht).

Dieses Epilepsie-Syndrom heilt in aller Regel nicht aus. Die Patienten werden allerdings in der überwiegenden Mehrzahl unter Therapie rasch anfallsfrei, bedürfen aber der Dauertherapie, um Rezidive zu vermeiden. Neben dem gut wirksamen Valproat kommen Lamotrigin, Levetiracetam (add-on Zulassung) und Topiramat zum Einsatz, wenn Valproat wegen Nebenwirkungen und insbesondere wegen seines teratogenen Potenzials bei Frauen im gebärfähigen Alter gemieden werden soll.

4.1.3 Epilepsie mit ausschließlich generalisierten tonisch-klonischen Anfällen (früher: Aufwach-Grand-Mal Epilepsie)

Diese Epilepsie ist durch generalisierte tonisch-klonische Anfälle gekennzeichnet, die in der Regel im oder kurz nach dem Erwachen auftreten. Aufwach-Grand-Mal Epilepsien manifestieren sich im jungen Erwachsenenalter und weisen meist eine relativ geringe Anfallsfrequenz auf. Im Krankheitsverlauf geht die tageszeitliche

Bindung allerdings bei einem Großteil der Patienten verloren. Das Epilepsie-Syndrom heilt ebenfalls ganz überwiegend nicht aus, hat aber eine gute Prognose im Hinblick auf Anfallsfreiheit unter andauernder Therapie, beispielsweise mit Lamotrigin oder Valproat.

4.2 Kombinierte generalisierte und fokale Epilepsien

Nach diffusen Hirnschäden, z. B. posthypoxisch oder nach Encephalitis, können diese früher als symptomatisch generalisiert bezeichnete Epilepsien auftreten. Beispielsweise ist das im Kindesalter auftretende Lennox-Gastaut-Syndrom (mentale Retardierung, multiple Anfallsformen wie generalisierte tonische Anfälle, nicht bewusst erlebte Anfälle, Sturzanfälle etc. Verlangsamungen und 2,5 Hz Slow-Spike-Wave Komplexe im EEG) oft symptomatisch bedingt.

Die Prognose ist auch unter Therapie schlecht und häufig muss eine Kombinationstherapie aus verschiedenen Antikonvulsiva eingesetzt werden. Als neue Behandlungsoption ist bei Patienten mit Lennox-Gastaut-Syndrom und Dravet-Syndrom seit 2019 auch Cannabidiol zugelassen, allerdings nur in Kombination mit Clobazam. Bei dieser Patientengruppe konnte eine signifikante Anfallsreduktion durch Cannabidiol gezeigt werden, die wohl zumindest teilweise auf eine Interaktion mit Clobazam und konsekutive Spiegelerhöhung zurückzuführen ist (Devinsky, Cross et al. 2017). An Nebenwirkungen unter der Therapie sei insbesondere auf Transaminasenerhöhungen und psychische Beeinträchtigungen hingewiesen.

5. Therapie der Epilepsien

Die Therapie der Epilepsien erfolgt individuell. Sie besteht aus Beratung und Schulung, medikamentöser Therapie und bei fokalen, gegen Medikamente resistenten Epilepsien auch aus nicht-medikamentösen Therapieverfahren, wie der Epilepsiechirurgie.

5.1 Beratung und Schulung

Wichtiger und erster Bestandteil der Therapie ist die Beratung und Schulung des Patienten, welche sich auf Krankheit und Therapie bezogene Einschränkungen (Fahreignung, Arbeit mit/an gefährlichen Geräten) und Risiken (Ertrinkungsunfälle, Frakturen im Anfall, Teratogenität der Antikonvulsiva) sowie auf die Prognose und das Konzept einer langjährigen Behandlung sowie die Bedeutung der Compliance beziehen. Wichtig ist ggf. das Meiden anfallsfördernder Faktoren wie Schlafentzug, Alkoholgenuss oder von spezifischen Triggern, falls anamnestisch relevant. Eine begleitende Sozialberatung kann schon zu Beginn hilfreich sein.

5.2 Antikonvulsiva

5.2.1 Allgemeine Prinzipien

Das Ziel in der Epilepsiebehandlung ist das Erreichen einer überdauernden Anfallsfreiheit bei keinen bis vertretbar geringen Nebenwirkungen. Zunächst besteht die Behandlung in einer Pharmakotherapie. Dazu stehen derzeit weit mehr als 20 Antikonvulsiva zur Verfügung und weitere stehen kurz vor der Zulassung. Es werden »klassische« bzw. »ältere« Antikonvulsiva, wie Valproat, Carbamazepin oder Phenytoin, von »neueren« Substanzen, wie z. B. Lamotrigin, Levetiracetam, Oxcarbazepin und Lacosamid, unterschieden, die erst nach ca. 1980 verfügbar wurden.

Die Auswahl des geeigneten Präparats erfolgt nur im ersten Schritt nach pharmakodynamischen oder pathophysiologischen Eigenschaften. So können alle Antikonvulsiva bei fokalen Epilepsien (Ausnahme: Ethosuximid) eingesetzt werden. Üblicherweise erfolgt auch die Zulassung neuer Antikonvulsiva zunächst nur zur Zusatzbehandlung bei erwachsenen Patienten mit fokalen Epilepsien. Ein kleiner Teil dieser Antikonvulsiva wirkt aber auch bei generalisierten Epilepsien (wie Valproat, Lamotrigin, Levetiracetam, Topiramat, Zonisamid (off label), Phenobarbital/ Primidon, Ethosuximid (nur bei Absencen) und Perampanel; (Marson, Al Kharusi et al. 2007). Innerhalb der Gruppe der fokalen oder generalisierten Epilepsie-Syndrome lassen sich mangels gesicherter Erkenntnisse pathophysiologisch begründet keine weiteren Eingrenzungen von geeigneten Antikonvulsiva vornehmen. Auch die Wirkstärke ist in aller Regel zwischen den Antikonvulsiva gleich (Marson, Al Kharusi et al. 2007, Rosenow, Schade-Brittinger et al. 2012). Lediglich in der Pharmakokinetik sowie in Nebenwirkungsprofil und -häufigkeit unterscheiden sich die einzelnen Präparate signifikant (Marson, Al Kharusi et al. 2007 , Glauser, Cnaan et al. 2010, Rosenow, Schade-Brittinger et al. 2012). Daher erfolgt bei fokalen wie bei generalisierten Epilepsien die Entscheidung für oder gegen ein einzelnes Pharmakon eher nach negativen Kriterien wie Vermeidung von potenziellen spezifischen Nebenwirkungen, Vermeidung von pharmakokinetischen Interaktionen oder Vermeidung von hohen Kosten. Insgesamt sind neuere Antikonvulsiva nebenwirkungsärmer als die klassischen Antikonvulsiva, wie Carbamazepin und Valproat, und besitzen ein geringeres Interaktionspotenzial. In der Zusammenschau sehen die Leitlinien der Deutschen Gesellschaft für Neurologie daher die breit wirksamen Lamotrigin und Levetiracetam als günstige Antikonvulsiva für die Ersteinstellung an (www.dgn.org).

Die Auswahl eines Medikamentes erfolgt, wie oben beschrieben, also individuell und hängt ab von:

- Epilepsiesyndrom: fokal oder generalisiert
- Weiterer Medikation des Patienten
- Patientenmerkmalen wie Alter, Geschlecht, Kinderwunsch, Begleiterkrankungen (insb. Nieren- oder Leberinsuffizienz; s. u.)
- Zulassungsindikation
- Nebenwirkungsprofil und Interaktionspotenzial des Medikamentes.

Enzyminduktoren können zu einer deutlichen Verkürzung der Eliminationshalbwertszeit anderer Medikamente führen. Beispiel: Hinzugabe von Carbamazepin bei Marcumartherapie: Marcumarspiegel sinkt, Quick steigt/INR sinkt. Inhibitoren verlangsamen den Abbau anderer Medikamente. Beispiel: Hinzugabe von Valproat bei Lamotrigintherapie: Lamotriginspiegel steigt deutlich.

Die meisten Antikonvulsiva können häufigere dosisabhängige Nebenwirkungen wie Müdigkeit, Ataxie etc. auslösen und haben seltenere spezifischere z. T. potenziell schwere Nebenwirkungen, wie beispielsweise schwere Allergien unter Lamotrigin oder sehr seltenes Leberversagen oder häufiger Gewichtszunahme, Tremor oder Teratogenität unter Valproat.

Die Ersteinstellung einer Epilepsie geschieht in einer Monotherapie des geeignetsten Antikonvulsivums. Dabei richtet sich die Dosis nach Wirkung und Nebenwirkung und viel weniger nach dem Erreichen etwaiger Medikamentenspiegel. Führt die erste Monotherapie nicht zum Erfolg, wird in der Mehrheit der Fälle überlappend eine zweite Monotherapie mit einem Alternativpräparat angestrebt. Es existieren aber auch Gründe, warum bereits in dieser frühen Phase der Pharmakotherapie eine Kombinationstherapie aus zwei Präparaten angestrebt wird, wenn z. B. das erste Antikonvulsivum teilweise die Anfälle unterdrücken konnte, aber wegen dosisabhängiger Nebenwirkungen nicht mehr gesteigert werden kann. In dieser Situation kann durch die Hinzunahme eines zweiten Pharmakons versucht werden, Anfallsfreiheit herzustellen. Spätestens nach einer zweiten Monotherapie wird regelhaft eine Kombinationstherapie etabliert. Dabei werden in der Mehrheit zwei und nur selten drei oder mehr Antikonvulsiva unter den Gesichtspunkten einer rationalen Polytherapie (s. u.) gemeinsam eingesetzt.

5.2.2 Rationale Polytherapie

Während vor ca. 1980 Kombinationstherapien durchaus bereits in der Erstbehandlung einer Epilepsie angewandt wurden, wurde nach 1980 die sequentielle Monotherapie zum Standard erhoben. Dadurch sollte insbesondere die Häufigkeit von Nebenwirkungen gesenkt werden.

Durch die mittlerweile immer größer werdende Anzahl von Antikonvulsiva mit verschiedenen Wirkmechanismen kam in den letzten Jahren wieder eine kontroverse Diskussion auf, inwieweit nunmehr eine rationale Polytherapie mit »supra-additiver«, synergistischer Wirkung bei »infra-additiven« oder sogar antagonistischen Nebenwirkungen durch den gleichzeitigen Einsatz von zwei Antikonvulsiva möglich sein könnte. Mannigfaltige tierexperimentelle Arbeiten stehen dabei wenigen Studien beim Menschen gegenüber (Stafstrom 2010). Es ergaben sich dabei Hinweise, dass Kombinationen von Medikamenten mit unterschiedlichen Wirkmechanismen häufiger »supra-additive« Effekte entfalten können als der gleichzeitige Einsatz zweier Antikonvulsiva mit ähnlicher Wirkweise. In Zusammenschau der Befunde konnte sich allerdings bislang noch keine Medikamentenkombination als so überlegen herauskristallisieren, dass sich daraus eine klare medizinische Behandlungsempfehlung ergeben würde. Eine der wenigen Ausnahmen mag die Kombination aus Valproat und Lamotrigin darstellen, die auch in klinischen Studien eine mögliche »supra-additive« Wirkung nahegelegt hat (Poolos, Warner et al. 2012).

Neben der Auswahl der einzelnen Substanzen spielt in dieser Diskussion auch das Konzept der »drug load« insbesondere im Bereich der Nebenwirkungen eine größer werdende Rolle. Dabei werden »Dosisäquivalente« (DDD: defined daily dose) für die verschiedenen Substanzen postuliert. Es wird dem Rechnung getragen, dass dosisabhängige Nebenwirkungen ab einer individuellen Schwelle auftreten, die gleichermaßen durch eine (höher dosierte) Monotherapie oder durch eine Kombination aus zwei Medikamenten in einer mittleren Dosierung überschritten werden kann. Der klinische Eindruck z. B. beim Umdosieren von Antikonvulsiva unterstützt diese Hypothese. Tritt beim Eindosieren eines zweiten zu einem ersten Antikonvulsivum eine dosisabhängige Nebenwirkung, wie z. B. Schwindel, auf, ist dies nicht zwangsläufig allein auf das zweite Antikonvulsivum zurückzuführen, sondern sistiert in vielen Fällen auch dann, wenn in dieser Situation die Dosis des ersten Antikonvulsivums reduziert wird. Daneben existieren auch Hinweise, dass die »drug load« aufgrund der Nebenwirkungslast negativ mit der Compliance der Patienten korreliert.

5.3 Generika

Ein unkritischer Herstellerwechsel allein aus ökonomischen Gründen kann für Epilepsiepatienten eine Reihe von negativen Folgen haben, für die unter Umständen sogar der Arzt haftbar gemacht werden kann. Dies beruht nicht allein auf der Tatsache, dass zwischen verschiedenen Produkten hinsichtlich der Bioverfügbarkeit (inkl. Blutspiegel) Abweichungen nach oben von bis zu 25 % und nach unten von bis zu 20 % erlaubt sind (Krauss, Caffo et al. 2011). Diese Abweichungen können sich im Einzelfall gerade bei anfallsfreien Patienten durch Rezidive oder Intoxikationserscheinungen bemerkbar machen, da im Einzelfall die therapeutische Breite der Antikonvulsiva gering sein kann (Labiner, Paradis et al. 2010, Talati, Scholle et al. 2012). Rezidive bei anfallsfreien Patienten sind neben dem Verletzungsrisiko auch deswegen besonders schwerwiegend, weil regelhaft die Kraftfahreigung mindestens für einige Monate verloren geht und gegebenenfalls auch negative berufliche Konsequenzen bis hin zum Arbeitsplatzverlust drohen.

Neuere Daten konnten aber auch belegen, dass ein Herstellerwechsel gerade bei älteren Patienten zur Verunsicherung führt, was die Adhärenz der Patienten negativ beeinflusst (Gollwitzer, Kostev et al. 2016). Dies wiederum kann das Risiko für Rezidivanfälle erhöhen (Lang, Kostev et al. 2018). Es ist daher die Empfehlung der Deutschen Gesellschaft für Epileptologie (www.dgfe.org), insbesondere bei anfallsfreien Patienten »Aut-idem« bei Antikonvulsiva auszuschließen.

In aller Regel ist die freie Auswahl eines Herstellers problemlos bei Neueinstellungen oder bei ohnehin erforderlichen Umstellungen der antikonvulsiven Therapie (Talati, Scholle et al. 2012).

5.4 Prognose der medikamentösen Therapie

Insgesamt werden ca. zwei Drittel aller Patienten mit Epilepsie überdauernd durch die antikonvulsive Therapie anfallsfrei (Brodie, Barry et al. 2012). Etwa 50–60 % der Patienten mit einer neu aufgetretenen Epilepsie werden unter der initialen Monotherapie anfallsfrei. Danach sinkt die Chance auf Anfallsfreiheit mit jeder weiteren nötigen Therapie exponentiell ab (Schiller and Najjar 2008). Allerdings kann auch eine Änderung der antikonvulsiven Therapie spät in der Therapiekaskade jenseits des 4. oder 5. Wechsels in einem kleinen Teil der Patienten (ca. 5–10 %) noch Erfolg haben (Callaghan, Anand et al. 2007, Luciano and Shorvon 2007). Refraktäre Patienten sollten in einer spezialisierten Einrichtung vorgestellt werden.

Insgesamt werden Patienten mit idiopathisch generalisierter Epilepsie häufiger (in ca. 60 %–80 %) anfallsfrei als Patienten mit fokalen Epilepsien (30–50 %). Innerhalb der fokalen Epilepsien bestimmt mehr die Ätiologie als die Lokalisation der Epilepsie die Prognose. So wurden in zwei größeren Serien Patienten mit postischämischen Epilepsien in über 50 % der Fälle durch eine antikonvulsive Therapie anfallsfrei, während dies bei Epilepsien aufgrund von Dysplasien oder einer Hippokampussklerose nur in einem kleinen Teil der Patienten der Fall war (Semah, Picot et al. 1998); (Stephen, Kwan et al. 2001).

5.5 Epilepsiechirurgie, Nervus-Vagus-Stimulation

Bei medikamentenresistenten fokalen Epilepsien mit erheblichem Einfluss auf die Lebensqualität und ausreichender psychischer Stabilität sollte geprüft werden, ob nicht ein epilepsiechirurgischer Eingriff zur Anfallsfreiheit führen könnte. Dabei wird nach neueren Kriterien eine medikamentenrefraktäre Epilepsie bereits nach dem Versagen von zwei Medikamenten, entweder in Mono- oder in Kombinationstherapie, angenommen (Kwan, Arzimanoglou et al. 2010), weil danach Erfolgschancen jedes weiteren Medikaments zwar vorhanden, aber deutlich unter 50 % liegen. Daraus folgt, dass eine prächirurgische Diagnostik (s. o.) relativ früh in der Regel bereits nach 2–3 Jahren der Therapie eingeleitet werden könnte, insbesondere wenn in der MRT eine potenziell operativ zugängliche Läsion vorhanden ist. Allerdings zeigt die Praxis, dass diese erfolgversprechende Therapieform häufig erst viel später nach über 10–15 Jahren erfolgloser Therapie ins Auge gefasst wird (Haneef, Stern et al. 2010). Dies kann für den Patienten von großer Bedeutung sein, weil dadurch die Gefahr erhöht ist, dass ein sozialer Abstieg durch die Erkrankung eingeleitet und bereits unumkehrbar festgeschrieben wurde.

Nach Durchführung einer prächirurgischen Diagnostik kommen verschiedene resektive Eingriffe infrage: bei Temporallappenepilepsie: klassische anteriore Resektion des Temporallappens oder eine selektive Amygdalohippokampektomie; bei Läsionen: Resektion der Läsion und des umliegenden epileptogenen Gewebes; multilobäre Resektion; Hemisphärotomie. Hierbei sind in den verschiedenen Gruppen Anfallsfreiheitsraten nach 5–10 Jahren zwischen 30 % und 80 % zu erwarten (de Tisi, Bell et al. 2011). Auch nach einem erfolgreichen epilepsiechirurgischen Eingriff werden in der Mehrheit der Patienten noch über Jahre Antikonvulsiva weiter verordnet (s. u.), um vor möglichen Rezidiven zu schützen.

Als weitere Therapieoption haben mittlerweile Stimulationsverfahren, wie die Nervus-Vagus-Stimulation oder die anteriore Thalamusstimulation, in die Therapie refraktärer Epilepsien Eingang gefunden. Dabei handelt es sich in der Regel um palliative Verfahren. Insbesondere die Nervus-Vagus-Stimulation hat eine weite Verbreitung. Dabei wird ein Aggregat links thorakal implantiert und mit einer Stimulationselektrode verbunden, die um den linken Nervus vagus gelegt ist. Die Stimulation besteht aus automatischen Stimulationsimpulsen über 30 sek. getrennt durch eine 5-minütige Pause, wodurch über Aktivierung vagaler Afferenzen die zentrale Anfallsschwelle angehoben werden soll. Die Vorteile dieses Therapieverfahrens sind eine potenzielle Wirkung bei vielen verschiedenen Epilepsie-Syndromen und die Möglichkeit einer antikonvulsiven Therapie, die complianceunabhängig ist. Nachteile sind die Invasivität des Verfahrens und die lediglich kleine Rate an induzierter Anfallsfreiheit, die weit unter 10 % liegt.

5.6 Absetzen von Antikonvulsiva bei anfallsfreien Patienten

Ein Großteil von Patienten mit Epilepsie spricht sehr gut auf Antikonvulsiva an, etwa zwei Drittel werden langfristig anfallsfrei. Andererseits behandeln die verfügbaren Antikonvulsiva nicht die Ursache der Epilepsie, sondern unterdrücken lediglich Anfälle.

In groß angelegten prospektiven Studien eines gemischten, über zwei Jahre anfallsfreien Patientenkollektivs fand sich nach fünf Jahren ein Anfallsrisiko von etwa 30 % bei Fortsetzen der Antikonvulsiva gegenüber einem Risiko von etwa 50 % bei Absetzen (Specchio, Tramacere et al. 2002). Das Anfallsrisiko ist in den ersten

6–12 Monaten nach Absetzen der Antikonvulsiva relativ am höchsten und sinkt danach fortlaufend ab (Lossius, Hessen et al. 2008).

In zahlreichen Studien konnten folgenden Merkmale herausgearbeitet werden, die das Rezidivrisiko im individuellen Fall bestimmten: Prädiktoren für ein geringes Risiko eines Anfallsrezidivs waren kryptogene Ursache der Epilepsie, normaler Neurostatus, normales EEG bei Beginn des Absetzen, Beginn der Epilepsie in der Kindheit, lange Anfallsfreiheit sowie antikonvulsive Monotherapie vor Absetzen. Umgekehrt bestand für Patienten mit läsionalem MRT, auffälligem Neurostatus, pathologischem EEG, Beginn der Epilepsie nach der Pubertät sowie kurzer Anfallsfreiheit vor Absetzen der Antikonvulsiva ein erhöhtes Rezidivrisiko. Auch das Epilepsiesyndrom spielte eine Rolle: So hat die benigne fokale Epilepsie des Kindesalters (»Rolando-Epilepsie«) eine exzellente Prognose für Anfallsfreiheit im Erwachsenenalter, wohingegen bei der juvenilen myoklonischen Epilepsie selbst bei jahrzehntelanger Anfallsfreiheit unter antikonvulsiver Therapie ein hohes Risiko eines Anfallsrezidivs besteht.

Bei Kindern war das Rezidivrisiko relativ unabhängig von der Geschwindigkeit des Absetzens (eins vs. sechs Monate; (Serra, Montenegro et al. 2005)). Die meisten Anfälle traten unter niedrigen bzw. fehlenden Antikonvulsivaspiegeln auf, hingegen waren Anfälle bei schnell fallendem, aber noch vorhandenem Spiegel selten (Marks, Katz et al. 1991). Sehr langsames Ausschleichen über viele Monate reduziert somit nicht deutlich das Rezidivrisiko.

Auch nach epilepsiechirurgischen Eingriff mit konsekutiver Anfallsfreiheit unter Antikonvulsiva kommt es nach vollständigem Absetzen der Antikonvulsiva häufiger zu einem Anfallsrezidiv (Park, Lee et al. 2010); (de Tisi, Bell et al. 2011), weil in einigen Fällen Epilepsiechirurgie nicht zur Heilung führt, sondern eine bislang refraktäre Epilepsie in eine medikamentös behandelbare Epilepsieform überführt.

Etwa 80 % aller Patienten mit Anfallsrezidiv unter Absetzen von Antikonvulsiva werden nach Wiederbeginn einer antikonvulsiven Therapie erneut langfristig anfallsfrei. Allerdings kann dem eine mehrjährige Phase von Pharmakoresistenz vorausgehen.

Zusammenfassend gilt die Empfehlung, dass mit Ausnahme einiger weniger Epilepsie-Syndrome (wie z. B. Rolando-Epilepsie) auch nach langjähriger Anfallsfreiheit das Absetzen von Antikonvulsiva nur sehr zurückhaltend erwogen werden sollte, da ein Ausheilen der Epilepsie wenig wahrscheinlich ist, insbesondere wenn die epileptogene Läsion noch in situ oder unbekannt ist und keine Nebenwirkungen das Absetzen nahelegen.

6. Epilepsietherapie und Alter

Mit fortschreitendem Alter treten Veränderungen der Medikamentenabsorption, -verteilung und -proteinbindung zusätzlich zu einer erhöhten pharmakodynamischen Empfindlichkeit auf, die bei einer medikamentösen Behandlung von älteren Menschen berücksichtigt werden müssen. Die hepatische Metabolismusrate ist genauso reduziert wie die renale Clearance, sodass Überdosierungen schneller möglich sind. Ältere Patienten weisen darüber hinaus häufig mehrere Begleiterkrankungen auf, für die sie in der Regel eine Vielzahl anderer Medikamente einnehmen. Daher müssen gerade bei den »älteren Antikonvulsiva«, wie Carbamazepin, Valproat und Phenobarbital, bei der antikonvulsiven Einstellung pharmakokinetische Interaktionen mitberücksichtigt werden. Eine der hauptsächlichen Vorteile neuerer Antikonvulsiva, wie Lamotrigin, Levetiracetam oder Lacosamid, ist die fehlende bzw. geringere Interaktion mit anderen Medikamenten und eine im Durchschnitt bessere Verträglichkeit.

Im Vergleich zu jüngeren Erwachsenen nimmt die Nebenwirkungsrate bei älteren Menschen zu, was sich in einer erhöhten Rate von Hyponatriämien (v. a. unter Oxcarbazepin), Herzrhythmusstörungen, Sedierung/kognitive Einschränkungen oder Stürzen/Knochenbrüchen etc. niederschlagen und ein Argument für die im Durchschnitt besser verträglichen neueren Antikonvulsiva sein kann.

Unabhängig von der Auswahl des Antikonvulsivums, muss aus oben genannten Gründen die Dosis des Medikaments in der Regel niedriger gewählt werden.

Die letztendliche Auswahl des Antikonvulsivums hängt auch im Alter von individuellen Gesichtspunkten ab: So kann es ratsam sein, von Valproat abzusehen, wenn bereits ein Tremor vorhanden ist. Sind Elektrolytstörungen bekannt, sollte Carbamazepin bzw. Oxcarbazepin nur unter engmaschigem Monitoring eingesetzt werden, und wenn pharmakokinetische Interaktionen befürchtet werden, könnte ein neueres Antikonvulsivum ohne bekannte Interaktionen das Mittel der ersten Wahl darstellen. Die Chance auf Anfallsfreiheit ist bei den »Altersepilepsien« größer als bei den Epilepsien in den jüngeren Lebensaltern und hängt zum Teil von der Ätiologie ab (s. o.). Auch bei älteren Patienten kann nach sorgfältiger Abwägung der Risiken ein epilepsiechirurgischer Eingriff sinnvoll sein, wenn mit medikamentösen Mitteln keine Anfallsfreiheit erreicht werden kann (Lang, Grell et al. 2018).

7. Schwangerschaft und Epilepsie

Es gibt in der Regel keinen hinreichenden Grund, warum eine Frau mit Epilepsie auf Kinder verzichten sollte. In der weit überwiegenden Mehrheit verlaufen Schwangerschaften bei Frauen mit Epilepsie völlig komplikationslos. Um mögliche Risiken durch Anfälle oder deren Behandlung zu verringern, sollten alle Frauen mit Kinderwunsch und Epilepsie frühzeitig mit dem behandelnden Neurologen die Besonderheiten einer Schwangerschaft besprechen. Eine genetische Beratung kann vor allem dann sinnvoll sein, wenn Frauen die Vererbung ihrer Epilepsie überschätzen.

Jede Epilepsiepatientin mit Kinderwunsch sollte bereits vor der Schwangerschaft Folsäure (2,5–5 mg/d) einnehmen, da dadurch das Risiko für große Fehlbildungen, insbesondere auf eine Spina bifida sowie auf kognitive Defizite beim Kind, reduziert wird (Meador, Baker et al. 2013). Dies ist gerade auch bei Behandlung mit Valproat wichtig, da in höheren und hohen Dosierungen von Valproat das Risiko für eine Spina bifida exponentiell ansteigen kann (Tomson, Battino et al. 2011).

Die große Mehrheit der Epilepsien verändert sich in der Schwangerschaft nicht, Verschlechterungen, aber auch Verbesserungen sind möglich. Das Therapieziel ist Anfallsfreiheit, da mehrere Grand-Mal-Anfälle in der Schwangerschaft mit kognitiver Teratogenität einhergehen (Vinten, Adab et al. 2005) und besonders in der Spätschwangerschaft Stürze ein erhöhtes Verletzungsrisiko nach sich ziehen. Auch sollte ein Status epilepticus in der Schwangerschaft vermieden werden, der mit einer erhöhten Mortalität für Mutter und Kind einhergehen kann.

Bei anhaltender Anfallsfreiheit sollte vor der Schwangerschaft diskutiert werden, ob die Medikamente nicht abgesetzt werden können (s. u.). Sind Antikonvulsiva weiterhin indiziert, ist eine Monotherapie mit einer möglichst niedrigen Tagesdosis anzustreben (Tomson, Battino et al. 2011). Teratogenität steigt in einer Polytherapie wahrscheinlich exponentiell an. Bei einer eingetretenen Schwangerschaft sollte eine bewährte Medikation allerdings nicht mehr verändert werden, da Fehlbildungen, wenn überhaupt, sehr früh in der Schwangerschaft entstehen (in den ersten sechs Wochen bzw. < drei Monaten). Antikonvulsiva sollten in retardierter Form eingesetzt werden und ggf. auf drei Einnahmezeitpunkte pro Tag verteilt werden, um Spiegelspitzen zu vermeiden. Die bislang verfügbaren Daten zeigen, dass Lamotrigin und Levetiracetam mit einer relativ gering erhöhten Teratogenität einhergehen, während Valproat insbesondere in höheren Dosierungen (>700 mg–1000 mg/d) mit einem deutlich bis sehr deutlich erhöhten Risiko für Fehlbildungen und neurologische Entwickungsstörungen beim Kind vergesellschaftet ist. Für Valproat wurde die Anwendung bei Frauen im gebärfähigen Alter und Schwangeren daher per Rote Hand-Brief eingeschränkt. Valproat sollte bei Frauen im gebärfähigen Alter nur gegeben werden, wenn Therapiealternativen nicht zur Verfügung stehen und eine sichere Verhütung gewährleistet ist. In der Schwangerschaft ist Valproat kontraindiziert, es sei denn, es stehen keine Behandlungsalternativen zur Verfügung.

Insgesamt war für alle untersuchten Antikonvulsiva Teratogenität dosisabhängig (Tomson, Battino et al. 2011).

Es ist wichtig, Frauen mit Epilepsie darauf hinzuweisen, dass insgesamt die Risiken für das Kind durch eine regelmäßige Antikonvulsiva-Einnahme in den meisten Fällen relativ gering bleiben. Denn es besteht die Gefahr, dass die Compliance der Patientin durch irreale Ängste leidet und dadurch Rezidiv-Anfälle oder gar Status epileptici durch ein selbstständiges Absetzen der Medikation ausgelöst werden.

Eine gezielte Ultraschallfeindiagnostik kann ca. ab der 12. Schwangerschaftswoche durchgeführt werden, sollte aber nur dann empfohlen werden, wenn klare Konsequenzen aus den möglichen Befunden gezogen werden. Es wird empfohlen, die Antikonvulsiva-Spiegel, insbesondere bei Lamotrigin und Oxcarbazepin, auch bei Levetiracetam, während der Schwangerschaft regelmäßig zu kontrollieren, da diese im Laufe der Schwangerschaft stark abfallen können und es deshalb insbesondere in der zweiten Schwangerschaftshälfte ratsam sein kann, die Dosis sukzessive nach oben anzupassen (EURAP study (group 2006)).

Es gibt keinen Grund, weswegen alleine wegen der Epilepsie von einer Geburt auf natürlichem Wege abgeraten werden sollte. Nur ein kleiner Teil der Frauen mit Epilepsie (<5 %) erleiden Anfälle unter der Geburt (EURAP study (group 2006)). Ein Kaiserschnitt sollte nur dann erwogen werden, wenn Frauen sehr häufig (generalisiert tonisch-klonische) Anfälle erleiden. Im Kreißsaal sollte darauf geachtet werden, dass die Medikamente unter der Geburt weiter eingenommen werden.

Solange das Befinden des Kindes nicht dagegenspricht (»floppy infant«, Trinkschwäche, ausgeprägte Müdigkeit), braucht nicht vom Stillen abgeraten werden, da neuere Daten dafür sprechen, dass die Vorteile des Stillens die potenziellen Nachteile der Antikonvulsiva in der Muttermilch signifikant überwiegen (Veiby, Bjørk et al. 2015). Da der Säugling intrauterin mit dem Antikonvulsivum in Berührung gekommen ist, kann mit dem abrupten Abstillen ein »Entzugssyndrom«, mitunter sogar mit Irritabilität und Unruhe des Kindes, einhergehen.

8. Status epilepticus

Der Begriff »Status epilepticus« beschreibt einen Zustand des Gehirns mit verlängerter, anhaltender oder rascher repetitiver epileptischer iktaler Aktivität. Heute wird bereits ein Status epilepticus festgestellt, wenn ein Anfall über die für den individuellen Patienten übliche Zeitdauer fortbesteht, sowie wenn er länger als fünf Minuten andauert (Trinka, Cock et al. 2015). Eine Selbstlimitierung eines Anfalls jenseits fünf Minuten wird nämlich immer unwahrscheinlicher. Daneben wird auch ein Status epilepticus diagnostiziert, wenn ein Patient einen zweiten oder weiteren Anfall entwickelt, ohne zwischenzeitlich das volle Bewusstsein wiederzuerlangen.

Die Inzidenz des klassischen generalisierten konvulsiven Status epilepticus wird zwischen 10–20/100.000 pro Jahr geschätzt (Knake, Rosenow et al. 2001). Männer und Frauen sind annähernd gleich häufig betroffen. Ein Status epilepticus kann in allen Altersklassen mit Häufung in den ersten Lebensjahren sowie im höheren Lebensalter auftreten.

Bisherige Versuche, die Erscheinungsformen des Status epilepticus zu klassifizieren und kategorisieren, haben unterschiedliche Schwerpunkte gesetzt (Rona, Rosenow et al. 2005). So wurde einerseits versucht, pathophysiologisch einzuteilen v. a. nach involvierten Gehirnanteilen (»fokal« versus »generalisiert«; »petit mal« versus »grand mal«), oder auch nach vorherrschenden Symptomen, der heute bevorzugten Statuseinteilung (»konvulsiv« versus »non-konvulsiv« bzw. detaillierter nach der Anfallssemiologie, wie »klonisch« oder »myoklonisch« usw; (Rona, Rosenow et al. 2005). Neben der antikonvulsiven Therapie (s. u.) kommt der effizienten Behandlung einer ggf. vorhandenen Grunderkrankung bei symptomatischem Status und der Vermeidung von Komplikationen (z. B. Blutdruckabfall, Rhabdomyolyse, Hyperthermie) eine große Rolle in der Status-Therapie zu. Die Letalität des Status epilepticus liegt immer noch bei über 20 % und ist überwiegend durch die Grunderkrankung bedingt.

8.1 Konvulsiver Status epilepticus

Die Klassifikation des Status epilepticus sieht zunächst eine Unterscheidung zwischen Statusformen mit und ohne prominente motorische Phänomene vor (Trinka, Cock et al. 2015).

Unterformen des konvulsiven Status epilepticus sind:

1. Konvulsiv
   a. Generalisiert konvulsiv (Status generalisiert tonisch-klonischer Anfälle)
   b. Fokal zu bilateral konvulsiv
   c. Unbekannt, ob fokal oder generalisiert
2. Myoklonisch (mit/ohne Koma)
3. Fokal motorisch (z. B. Epilepsia partialis continua)
4. Tonisch
5. Hyperkinetisch

Der konvulsive Status generalisierter tonisch-klonischer Anfälle (SGTKA; »Grand Mal-Status«) besteht aus einer anhaltenden klassischen tonisch-klonischen Symptomsequenz oder erneuten Anfällen nach selbstlimitiertem generalisiertem tonisch-klonischem Anfall ohne zwischenzeitliche Erholung aus dem Stadium des postiktalen Komas/Sopors. Es werden drei Stadien des konvulsiven SGTKA unterschieden: Initialphase (≤10 Minuten), etablierter SGTKA (10–30 (bzw. 60) Minuten) und refraktärer SGTKA (>30 (bzw. 60) Minuten); siehe auch Leitlinie »Status epilepticus im Erwachsenenalter« der Deutschen Gesellschaft für Neurologie unter www.dgn.org.

Diese Form des Status epilepticus bedarf einer raschen und aggressiven Therapie bereits in der Prähospitalphase und verlangt in der Regel die Aufnahme auf eine neurologische Intensivstation mit Intubations- und Beatmungsmöglichkeiten, einer EEG-Überwachung und Zugang zur neuroradiologischen Bildgebung.

Nach Ausschluss einer Hypoglykämie und eines psychogenen Status sowie der Gabe von Thiamin 100 mg i. v. bei Verdacht auf ethanolassoziierten SGTKA wird bereits in der Prähospitalphase die weitere medikamentöse Ersttherapie eingeleitet. Diese besteht zunächst aus der Gabe eines Benzodiazepins. Die beste Evidenz liegt immer noch für die intravenöse Gabe von Lorazepam vor, welches in Metaanalysen der Gabe von Diazepam überlegen war (Prasad, Al-Roomi et al. 2005). Eine weitere Studie konnte zeigen, dass Midazolam i. m. mindestens so sicher und effektiv ist wie Lorazepam i. v. in der Beendigung eines Status epilepticus in der Prähospitalphase (Silbergleit, Durkalski et al. 2012). Allerdings ist Midazolam in Deutschland derzeit nur in der intravenösen oder bukkalen (bis 18 Jahre) Applikationsform zugelassen. Falls die Ersttherapie ohne Erfolg bleibt, besteht die Stufe 2 der Status-Therapie aus nicht-sedierenden, i. v. verfügbaren Antikonvulsiva, wie Phenytoin (in Regel nur über zentralnervösen Zugang zu infundieren), Valproat (Cave: Lebertoxizität bei Mitochondriopathie) oder Levetiracetam (Cave: Niereninsuffizienz), die in der Regel nicht in der Prähospitalphase, sondern stationär auf der Intensivstation zum Einsatz kommen.

Bleibt ein SGTKA auch unter der Sekundärtherapie refraktär, sind rasch, bereits nach 30–60 Minuten, anästhetische Antikonvulsiva mit Intubation und künstlicher Beatmung zu erwägen. Die Rationale hinter diesem aggressiven Vorgehen besteht darin, sowohl akute systemische (wie z. B. Lungenödem oder Herzrhythmusstörungen) als auch chronisch neuronale Schädigungen zu verhindern. In einem systematischen Review ließen sich auf der Basis von retrospektiven Studien keine Unterschiede zwischen Barbituraten, Midazolam oder Propofol finden (Claassen, Hirsch et al. 2002). Die bisher einzige randomisierte Studie untersuchte die Wirksamkeit von Barbituraten vs. Propofol bei refraktärem Status (Rossetti, Milligan et al. 2011). Die Studie musste wegen schleppender Rekrutierung vorzeitig abgebrochen werden, ohne dass ein signifikanter Unterschied zwischen beiden Pharmaka gefunden werden konnte. Daher lassen die bisher vorliegenden Daten keine Empfehlung der Präferenz von Barbituraten vs. Midazolam vs. Propofol zu.

8.2 Non-konvulsiver Status epilepticus

Der Begriff »non-konvulsiver Status« (NKSE) umfasst eine ätiologisch wie pathophysiologisch heterogene Gruppe, deren gemeinsames Merkmal das Fehlen prominenter motorischer Entäußerungen ist. Es wird unterschieden zwischen einem NKSE mit oder ohne Koma. Die Hauptsymptome können auch kognitiv-psychiatrische Auffälligkeiten sein (Leitsymptome Verwirrtheit, Delir, Desorientierung, Halluzinose oder Psychose).

Die hauptsächlichen Formen eines NKSE sind:

1. NKSE mit Koma (inkl. »subtle status«)
2. NKSE ohne Koma
   a. Generalisiert: z. B. typischer Absencen-Status
   b. Fokal
      i. Ohne Einschränkung des Bewusstseins (»Aura-Status«)
      ii. Mit Einschränkung des Bewusstseins (früher: »Status komplex-fokaler Anfälle«)

8.2.1 Der non-konvulsive Status mit Einschränkung des Bewusstseins (früher: Status komplex-fokaler Anfälle)

Lateralisierte oder regionale epileptische Aktivität aufgrund einer fokalen Epilepsie mit prolongierter Bewusstseinsstörung und/oder kognitiv-psychiatrischer Symptomatik bei oft vorliegender struktureller ZNS-Läsion. In EEG finden sich häufig repetitive epilepsietypische Potenziale mit einer Frequenz >2,5 Hz oder fluktuierende Anfallsmuster (Abb. 4)

8.2.2 Absencen-Status

Der Absencen-Status ist ein Status im Rahmen einer generalisierten Absencen-Epilepsie, der sich durch eine wechselnde Bewusstseinsstörung mit lediglich fakultativen subtilen motorischen Phänomenen (z. B. Myoklonien) manifestiert (Heckmann, Lang et al. 2003) und im EEG typischerweise generalisierte und im Verlauf irreguläre Spike-Wave-Komplexe zeigt. Mitunter kann er nur durch das EEG von einem non-konvulsiven fokalen Status epilepticus unterschieden werden. Ist die Diagnose gestellt, erfolgt die Akut-Therapie mit Benzodiazepinen, auf die der Absencen-Status in aller Regel sehr gut anspricht.

Der NKSE stellt eine wichtige Differenzialdiagnose bei unklarem Koma/Sopor dar.

Diese Art des Status epilepticus ist primär nicht lebensbedrohlich (kann aber schwerwiegende Ursachen haben). Die vorrangigen Therapieziele sind daher die Unterbrechung des Status zur Wiederherstellung der Handlungskontrolle, das Vermeiden von akuten wie chronischen Folgeschäden und ggf. die Behandlung der Grunderkrankung. Somit bedarf der NKSE einer raschen, aber häufig weniger aggressiven Therapie als der SGTKA. Eine intensiv-neurologische Überwachung bleibt aber davon unbenommen. Die Stufentherapie, die für den SGTKA eingesetzt wird

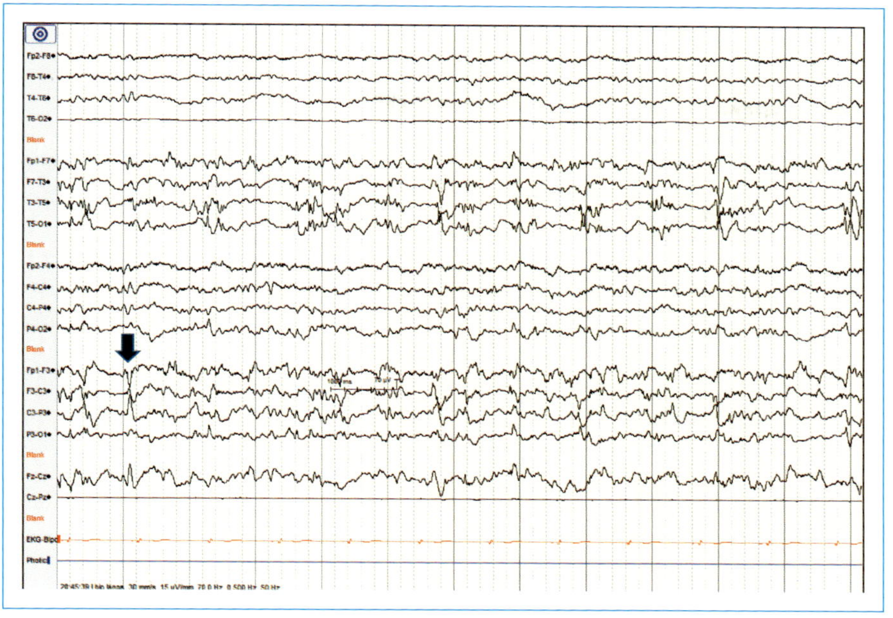

Abb. 4: EEG einer 82-jährigen Patientin während eines non-konvulsiven Status epilepticus nach linkshemisphärischem Hirninfarkt (klinisch: verwirrt, unkooperativ, intermittierend Kloni rechts). Im EEG zeigen sich repetitive Spikes und ein undulierendes Statusmuster links fronto-temporal (Pfeil).

(1. Stufe: Benzodiazepine; 2. Stufe: nicht-sedierende i. v. Antikonvulsiva; 3. Stufe: Anästhetika inkl. Intubation/Beatmung), kommt auch beim NKSE zur Anwendung. Allerdings sollten vor dem Hintergrund der häufig geringeren Letalität eines NKSE Anästhetika zurückhaltender und eher im Einzelfall eingesetzt werden, da iatrogene Risiken gegenüber Folgeschäden einer anhaltenden epileptischen Aktivität abgewogen werden müssen.

9. Sozio-ökonomische Aspekte der Epilepsie

Basierend auf neueren Berechnungen kann man davon ausgehen, dass gegenwärtig in Deutschland mehr als 600.000 Personen Antikonvulsiva wegen einer Epilepsie einnehmen (Hamer, Dodel et al. 2012). Analysiert man deutschlandweit die Patientenströme, zeigt sich, dass Hausärzte, niedergelassene Neurologen/Neuropädiater (inklusive Schwerpunktpraxen) und »Epilepsie-Ambulanzen« hauptsächlich Patienten mit Epilepsie behandeln, zwischen den Patientengruppen keine größeren Überlappungen zu verzeichnen sind und diese sich in der Schwere ihrer Erkrankung unterscheiden (Hamer, Dodel et al. 2012). Während es sich bei einer großen Gruppe von Epilepsiepatienten, die hausärztlicherseits behandelt werden, vor allem um anfallsfreie Patienten mit generalisierten Epilepsien handelt, zeigen Auswertungen von Epilepsie-Ambulanzen, dass dort ein großer Teil der Patienten unter einer medikamentös refraktären fokalen Epilepsie leidet, die häufig mit einer Kombinationstherapie behandelt werden muss. Dies spiegelt sich auch in höheren Behandlungskosten wider.

Von den heute weit über 20 verschiedenen zur Verfügung stehenden Antikonvulsiva werden derzeit lediglich 5–10 häufiger eingesetzt werden (Hamer, Dodel et al. 2012); (Hamer, Spottke et al. 2006). Insgesamt werden über 80 % der Patienten mit einem der vier Hauptantikonvulsiva behandelt: Valproat, Carbamazepin, Lamotrigin, Levetiracetam. Die Auswahl der Antikonvulsiva differiert zwischen den einzelnen Behandlungssektoren, wobei ältere Antikonvulsiva eher von Hausärzten eingesetzt werden, während bei Neurologen, Pädiatern und Ambulanzen neuere Antikonvulsiva eine größere Rolle spielen. Hausärzte verschrieben im Jahr 2009 beispielsweise circa doppelt so häufig Carbamazepin wie Epilepsie-Ambulanzen, die wiederum häufiger Lamotrigin, Levetiracetam oder Oxcarbazepin einsetzen. Oxcarbazepin und Sultiam sind bevorzugt von Pädiatern eingesetzte Medikamente, während ältere Patienten noch häufig mit Phenytoin und Primidon behandelt wurden. Insgesamt hat die Verschreibungshäufigkeit neuer und nicht enzyminduzierender Substanzen, wie beispielsweise Lamotrigin, Lacosamid und Levetiracetam, zwischen 2000 und 2017 deutlich zugenommen, während ältere und interaktionsträchtige Medikamente, wie Phenytoin, Phenobarbital und Carbamazepin, insgesamt immer weniger verschrieben werden (Willems, Hamer et al. 2019).

Die Krankheitskosten aufgrund der Epilepsie belaufen sich auf ca. 7.500 EUR pro Patient und Jahr (Strzelczyk, Nickolay et al. 2012). Direkte Kosten (d. h. Kosten, die direkt durch die medizinische Behandlung entstehen) haben daran einen Anteil von ca. einem Drittel und setzen sich vor allem aus den Kosten für Hospitalisierung und Medikamentenkosten zusammen. Deutschlandweit beliefen sich 2009 die Kosten für Antikonvulsiva, die wegen einer Epilepsie verschrieben wurden, auf ca. 280 Mio. EUR, was ca. 1 % der gesamten Arzneimittelausgaben entspricht. Krankenhauseinweisungen erfolgen vornehmlich aufgrund von (ersten) Anfällen oder Status epileptici, zum Video-EEG-Monitoring oder aufgrund von Verletzungen infolge eines Anfalls. Zwei Prozent aller Epilepsiepatienten müssen sich jedes Jahr wegen einer anfallsbedingten Verletzung (v. a. Knochenbrüche, Mittelgesichts- und Zahnverletzung) stationär behandeln lassen (Strzelczyk, Nickolay et al. 2012).

Indirekte Kosten, die dem Einzelnen und/oder der Gesellschaft als Ganzes z. B. durch Arbeitskraftverlust aufgrund von vorzeitiger Berentung oder Krankheitsfall entstehen, überwiegen die direkten Kosten und tragen am meisten zu den Krankheitskosten von Epilepsien bei (Strzelczyk, Reese et al. 2008 , Strzelczyk, Nickolay et al. 2012). Frühberentung, die durchaus im Einzelfall immer wieder vermeidbar erscheint, spielt dabei in Deutschland eine bedeutende Rolle. Allerdings ist auch Arbeitslosigkeit für Erwachsene mit Epilepsie ein großes Problem, die ca. dreimal so hoch ist wie in der Allgemeinbevölkerung (Korchounov, Tabatadze et al. 2012). All dies führt auch zu einer starken Einschränkung der Lebensqualität der Betroffenen.

Somit verursachen Epilepsien als eine der häufigsten chronisch neurologischen Erkrankungen einen hohen Ressourcenverbrauch im Gesundheitswesen, wobei indirekte Kosten überwiegen. Frühberentung und Arbeitslosigkeit gefolgt von Medikamentenkosten spielen die größte Rolle. Allerdings sind die Kosten für die Behandlung eines Epilepsie-Patienten um ein Vielfaches geringer als diejenigen, die für andere chronische nervenärztliche Krankheiten, wie Morbus Parkinson (ca. € 20.000/J) oder Morbus Alzheimer (ca. € 35.000/J), anfallen.

Literatur

[1] Bauer, S., et al. (2008). »Seizures induced by the sight of moving water.« Epileptic. Disord. 10(1): 49–52.

[2] Berg, A. T., et al. (2010). »Revised terminology and concepts for organization of seizures and epilepsies: report of the ILAE Commission on Classification and Terminology, 2005–2009.« Epilepsia 51(4): 676–685.

[3] Bösebeck, F., et al. (2002). »Lateralizing semiology predicts the seizure outcome after epilepsy surgery in the posterior cortex.« Brain 125: 2320–2331.

[4] Brodie, M. J., et al. (2012). »Patterns of treatment response in newly diagnosed epilepsy.« Neurology 78(20): 1548–1554.

[5] Callaghan, B. C., et al. (2007). »Likelihood of seizure remission in an adult population with refractory epilepsy.« Ann.Neurol. 62(4): 382–389.

[6] Claassen, J., et al. (2002). »Treatment of refractory status epilepticus with pentobarbital, propofol, or midazolam: a systematic review.« Epilepsia 43(2): 146–153.

[7] de Tisi, J., et al. (2011). »The long-term outcome of adult epilepsy surgery, patterns of seizure remission, and relapse: a cohort study.« Lancet 378(9800): 1388–1395.

[8] Devinsky, O., et al. (2017). »Trial of Cannabidiol for Drug-Resistant Seizures in the Dravet Syndrome.« N Engl J Med 377(7): 699–700.

[9] N.N.: (1989). »Proposal for revised classification of epilepsies and epileptic syndromes.« Epilepsia 30(4): 389–399.

[10] Fisher, R. S., et al. (2017). »Operational classification of seizure types by the International League Against Epilepsy: Position Paper of the ILAE Commission for Classification and Terminology.« Epilepsia 58(4): 522–530.

[11] Fisher, R. S., et al. (2005). »Epileptic seizures and epilepsy: definitions proposed by the International League Against Epilepsy (ILAE) and the International Bureau for Epilepsy (IBE).« Epilepsia 46(4): 470–472.

[12] Glauser, T. A., et al. (2010). »Ethosuximide, valproic acid, and lamotrigine in childhood absence epilepsy.« N Engl J Med 362(9): 790–799.

[13] Gollwitzer, S., et al. (2016). »Nonadherence to antiepileptic drugs in Germany: A retrospective, population-based study.« Neurology 87(5): 466–472.

[14] Group, E. s. (2006). »Seizure control and treatment in pregnancy: observations from the EURAP epilepsy pregnancy registry.« Neurology 66(3): 354–360.

[15] Gustavsson, A., et al. (2011). »Cost of disorders of the brain in Europe 2010.« Eur Neuropsychopharmacol 21(10): 718–779.

[16] Hamer, H. M., et al. (2012). »Prevalence, utilization, and costs of antiepileptic drugs for epilepsy in Germany – a nationwide population-based study in children and adults.« J Neurol 259(11): 2376–2384.

[17] Hamer, H. M., et al. (2006). »Direct and indirect costs of refractory epilepsy in a tertiary epilepsy center in Germany.« Epilepsia 47(12): 2165–2172.

[18] Hamer, H. M., et al. (1999). »Symptomatology of epileptic seizures in the first three years of life.« Epilepsia 40(7): 837–844.

[19] Haneef, Z., et al. (2010). »Referral pattern for epilepsy surgery after evidence-based recommendations: a retrospective study.« Neurology 75(8): 699–704.

[20] Heckmann, J. G., et al. (2003). »The vegetarian who ate a sausage with curry sauce.« Lancet Neurol 2(1): 62.

[21] Henkel, A., et al. (2002). »The localizing value of the abdominal aura and its evolution: a study in focal epilepsies.« Neurology 58(2): 271–276.

[22] Kellinghaus, C., et al. (2006). »[Suggestion for a new, patient-oriented epilepsy classification].« Nervenarzt 77(8): 961–969.

[23] Knake, S., et al. (2001). »Incidence of status epilepticus in adults in Germany: a prospective, population-based study.« Epilepsia 42(6): 714–718.

[24] Korchounov, A., et al. (2012). »Epilepsy-related employment prevalence and retirement incidence in the German working population: 1994–2009.« Epilepsy Behav 23(2): 162–167.

[25] Krauss, G. L., et al. (2011). »Assessing bioequivalence of generic antiepilepsy drugs.« Ann Neurol 70(2): 221–228.

[26] Kwan, P., et al. (2010). »Definition of drug resistant epilepsy: consensus proposal by the ad hoc Task Force of the ILAE Commission on Therapeutic Strategies.« Epilepsia 51(6): 1069–1077.

[27] Labiner, D. M., et al. (2010). »Generic antiepileptic drugs and associated medical resource utilization in the United States.« Neurology 74(20): 1566–1574.

[28] Lang, J. D., et al. (2018). »Long-term outcome after epilepsy surgery in older adults.« Seizure 57: 56–62.

[29] Lang, J. D., et al. (2018). »Switching the manufacturer of antiepileptic drugs is associated with higher risk of seizures: A nationwide study of prescription data in Germany.« (6): 918–925.

[30] Lossius, M. I., et al. (2008). »Consequences of antiepileptic drug withdrawal: a randomized, double-blind study (Akershus Study).« (3): 455–463.

[31] Luciano, A. L. and Shorvon, S. D. (2007). »Results of treatment changes in patients with apparently drug-resistant chronic epilepsy.« (4): 375–381.

[32] Lüders, H., et al. (1998). »Semiological seizure classification.« Epilepsia 39(9): 1006–1013.

[33] Marks, D. A., et al. (1991). »Clinical and electrographic effects of acute anticonvulsant withdrawal in epileptic patients.« Neurology 41(4): 508–512.

[34] Marson, A. G., et al. (2007). »The SANAD study of effectiveness of carbamazepine, gabapentin, lamotrigine, oxcarbazepine, or topiramate for treatment of partial epilepsy: an unblinded randomised controlled trial.« Lancet 369(9566): 1000–1015.

[35] Marson, A. G., et al. (2007). »The SANAD study of effectiveness of valproate, lamotrigine, or topiramate for generalised and unclassifiable epilepsy: an unblinded randomised controlled trial.« Lancet 369(9566): 1016–1026.

[36] Meador, K. J., et al. (2013). »Fetal antiepileptic drug exposure and cognitive outcomes at age 6 years (NEAD study): a prospective observational study.« Lancet Neurol 12(3): 244–252.

[37] Park, K. I., et al. (2010). »Withdrawal of antiepileptic drugs after neocortical epilepsy surgery.« Ann Neurol 67(2): 230–238.

[38] Poolos, N. P., et al. (2012). »Comparative efficacy of combination drug therapy in refractory epilepsy.« Neurology 78(1): 62–68.

[39] Prasad, K., et al. (2005). »Anticonvulsant therapy for status epilepticus.« Cochrane Database Syst Rev(4): Cd003723.

[40] Rona, S., et al. (2005). »A semiological classification of status epilepticus.« Epileptic. Disord. 7(1): 5–12.

[41] Rosenow, F. and Luders, H. (2001). »Presurgical evaluation of epilepsy.« Brain 124(Pt 9): 1683–1700.

[42] Rosenow, F., et al. (2012). »The LaLiMo Trial: lamotrigine compared with levetiracetam in the initial 26 weeks of monotherapy for focal and generalised epilepsy – an open-label, prospective, randomised controlled multicenter study.« J Neurol Neurosurg Psychiatry 83(11): 1093–1098.

[43] Rossetti, A. O., et al. (2011). »A randomized trial for the treatment of refractory status epilepticus.« Neurocrit Care 14(1): 4–10.

[44] Scheffer, I. E., et al. (2017). »ILAE classification of the epilepsies: Position paper of the ILAE Commission for Classification and Terminology.« Epilepsia 58(4): 512–521.

[45] Schiller, Y. and Najjar, Y. (2008). »Quantifying the response to antiepileptic drugs: effect of past treatment history.« Neurology 70(1): 54–65.

[46] Semah, F., et al. (1998). »Is the underlying cause of epilepsy a major prognostic factor for recurrence?« Neurology 51(5): 1256–1262.

[47] Serra, J. G., et al. (2005). »Antiepileptic drug withdrawal in childhood: does the duration of tapering off matter for seizure recurrence?« J Child Neurol. 20(7): 624–626.

[48] Silbergleit, R., et al. (2012). »Intramuscular versus intravenous therapy for prehospital status epilepticus.« N Engl J Med 366(7): 591–600.

[49] Specchio, L. M., et al. (2002). »Discontinuing antiepileptic drugs in patients who are seizure free on monotherapy.« J Neurol.Neurosurg.Psychiatry 72(1): 22–25.

[50] Stafstrom, C. E. (2010). »Mechanisms of action of antiepileptic drugs: the search for synergy.« Curr Opin Neurol 23(2): 157–163.

[51] Stephen, L. J., et al. (2001). »Does the cause of localisation-related epilepsy influence the response to antiepileptic drug treatment?« Epilepsia 42(3): 357–362.

[52] Strzelczyk, A., et al. (2012). »Evaluation of health-care utilization among adult patients with epilepsy in Germany.« Epilepsy Behav 23(4): 451–457.

[53] Strzelczyk, A., et al. (2008). »Cost of epilepsy: a systematic review.« Pharmacoeconomics 26(6): 463–476.

[54] Talati, R., et al. (2012). »Efficacy and safety of innovator versus generic drugs in patients with epilepsy: a systematic review.« Pharmacotherapy 32(4): 314–322.

[55] Tomson, T., et al. (2011). »Dose-dependent risk of malformations with antiepileptic drugs: an analysis of data from the EURAP epilepsy and pregnancy registry.« Lancet Neurol 10(7): 609–617.

[56] Trinka, E., et al. (2015). »A definition and classification of status epilepticus – Report of the ILAE Task Force on Classification of Status Epilepticus.« Epilepsia 56(10): 1515–1523.

[57] Veiby, G., et al. (2015). »Epilepsy and recommendations for breastfeeding.« Seizure 28: 57–65.

[58] Vinten, J., et al. (2005). »Neuropsychological effects of exposure to anticonvulsant medication in utero.« Neurology 64(6): 949–954.

[59] Willems, L. M., et al. (2019). »General Trends in Prices and Prescription Patterns of Anticonvulsants in Germany between 2000 and 2017: Analysis of National and Cohort-Based Data.« Appl Health Econ Health Policy 17(5): 707–722.

Teil II
Epilepsien und Antiepileptika

1. Epilepsien und Antiepileptika

1.1 Einleitung

Unter der Sammelbezeichnung Epilepsie werden verschiedene anfallsartig auftretende, chronisch rezidivierende neurologische Erkrankungen zusammengefasst, die durch ein Zusammenspiel aus pathologischer Erregungsbildung mit einer übergesteigerten Erregbarkeit zentraler Neurone und fehlender Erregungsbegrenzung entstehen. Es gibt insgesamt mehr als 30 Formen von Epilepsien. Das Erscheinungsbild eines epileptischen Anfalls ist weitgehend davon abhängig, welche Bereiche des Gehirns gestört werden. Epileptische Anfälle können mit abnormen motorischen Reaktionen (tonischen, klonischen oder tonisch-klonischen Krämpfen oder Zuckungen), Bewusstseinsstörungen bzw. Bewusstseinsverlust sowie plötzlichen Änderungen des Denkens, Verhaltens, Gedächtnisses, Fühlens oder Empfindens einhergehen (Fisher RS, et al. 2014). Epileptische Anfälle werden vor allem in die folgenden Hauptgruppen eingeteilt: in die sogenannten fokalen Anfälle (ausgehend von einem umschreibbaren Teil des Gehirns), in die generalisierten Anfälle (beziehen von Anfang an das ganze Gehirn ein) sowie Anfälle, die nicht klassifizierbar sind.

Die korrekte Diagnose einer Epilepsieform ist entscheidend für die Prognose unter Berücksichtigung des typischen Krankheitsverlaufs und die Wahl der adäquaten Behandlungsstrategie inklusive der primären Wahl eines geeigneten Antiepileptikums.

Eine Epilepsie liegt laut der Definition der internationalen Liga gegen Epilepsie (ILAE) dann vor, wenn eine der folgenden Bedingungen erfüllt ist (Scheffer, Ingrid E, et al. 2017):

- Es treten mindestens zwei nicht provozierte Anfälle im Abstand von mehr als 24 Stunden auf.
- Ein nicht provozierter Anfall tritt auf und es besteht eine Wahrscheinlichkeit von mehr als 60 Prozent für einen weiteren Anfall in den nächsten zehn Jahren.
- Ein Epilepsie-Syndrom wird diagnostiziert. Unter Berücksichtigung der Befunde, des EEGs, der Anfallsform und weiterer Aspekte stellt der Arzt diese Diagnose.

Epilepsien gehören zu den häufigsten chronischen Erkrankungen des Zentralnervensystems. Mehr als 5 % der Menschen erleiden einmal in ihrem Leben einen epileptischen Anfall, sie haben jedoch keine Epilepsie, wenn diesem Anfall keine weiteren folgen. Die Prävalenz einer manifesten Epilepsie beträgt weltweit 0,5–1 % ohne wesentliche ethnische oder geographische Unterschiede. Obwohl Epilepsien in jedem Lebensalter auftreten können, treten Neuerkrankungen besonders häufig in den ersten fünf Lebensjahren sowie ab dem 60. Lebensjahr auf. Die Wahrscheinlichkeit, im Laufe des Lebens an einer Epilepsie zu erkranken, liegt mit zunehmender Tendenz aufgrund der Altersentwicklung bei 3–4 % (Hesdorffer et al. 2011).

Bei Kindern sind generalisierte Epilepsieformen häufiger, bei Erwachsenen fokale Epilepsieformen. Ältere Patienten entwickeln eine Epilepsie oft im Rahmen eines Schlaganfalls, neurodegenerativen Erkrankungen und anderen Hirnerkrankungen.

1.2 Antiepileptika (Antikonvulsiva)

Antiepileptika sind Wirkstoffe, die die Häufigkeit und/oder die Schwere von epileptischen Anfällen bei Menschen mit einer Epilepsie vermindern. Mit Antiepileptika behandelt man das Symptom epileptischer Anfälle, nicht jedoch die zugrundeliegende Erkrankung, die für die Anfälle verantwortlich ist. Die antikonvulsive Wirkung erfolgt je nach Wirkstoff über unterschiedliche Rezeptoren und Ionenkanäle, grundsätzlich bestehen die Wirkmechanismen jedoch in einer Verstärkung der neuronalen Hemmung und einer Hemmung der neuronalen Erregung. Derzeit sind mehr als 20 verschiedene Wirkstoffe für die Behandlung epileptischer Anfälle zugelassen.

Das primäre Ziel einer Therapie ist es, über die Reduktion der epileptischen Anfälle bei guter Verträglichkeit die Lebensqualität der Patienten soweit möglich zu verbessern sowie die Einschränkungen im sozialen, schulischen oder beruflichen Umfeld zu minimieren.

Unter einer medikamentösen Therapie können ca. 50 Prozent der behandelten erwachsenen Patienten mit dem ersten Medikament anfallsfrei werden. (Kwan P, Brodie MJ. 2001, Brodie MJ, et al. 2007) Durch Umstellungen der Therapie können weitere 15–20 Prozent der Patienten anfallsfrei werden. Es hängt jedoch von vielen Faktoren, v. a. der Ursache der Erkrankung bzw. der Epilepsieform, ab, ob eine Anfallsfreiheit tatsächlich erreicht werden kann.

Bei der Auswahl der Antiepileptika zu Therapiebeginn spielt, mit der Ausnahme von idiopathisch-generalisierten Epilepsien oder spezieller Syndrome, die Wirksamkeit eines Medikaments eine untergeordnete Rolle, da sich in den klinischen Studien die meisten zugelassenen Antiepileptika in ihrer Wirksamkeit nicht relevant voneinander unterscheiden.

2. Wirkungsmechanismen der verschiedenen Antiepileptika

Tabelle 4: Übersicht über die Wirkmechanismen relevanter Antiepileptika

Wirkstoff	**Na^+-Kanäle**	**Ca^{2+}-Kanäle**	**K^+-Kanäle**	**inhibitorische Neurotransmission (GABA-Erhöhung)**	**exzitatorische Neurotransmission (Glutamat-Inhibition)**	**SV2 A Bindung**	**Hemmung Carboanhydrase**
Benzodiazepine				+++			
Brivaracetam						+++	
Cannabidiol				++			
Carbamazepin	+++	+					
Cenobamat	++			+			
Clobazam				+++			
Eslicarbazepin	+++						
Ethosuximid		+++					
Felbamat	++	+		++	++		
Gabapentin		++		++			
Lacosamid	+++						
Lamotrigin	+++	+					
Levetiracetam		+	+	+	+	+++	
Oxcarbazepin	+++	+	+				
Perampanel					+++		
Phenobarbital		+		+++	+		
Phenytoin	+++	+					

Wirkstoff	Na^+-Kanäle	Ca^{2+}-Kanäle	K^+-Kanäle	inhibitorische Neurotransmission (GABA-Erhöhung)	exzitatorische Neurotransmission (Glutamat-Inhibition)	SV2 A Bindung	Hemmung Carboanhydrase
Pregabalin		++		++			
Primidon		+		+++	+		
Retigabin			+++				
Rufinamid	+++						
Sultiam	+						+++
Stiripentol				+++			
Tiagabin				+++			
Topiramat	++	++		++	++		++
Valproat/ Valproinsäure	++	+		++	+		
Vigabatrin				+++			
Zonisamid	++	++					++

+++: Hauptwirkungsmechanismus; ++: Wirkungsmechanismus; +: wahrscheinlicher Wirkmechanismus
(adaptierte und ergänzte Tabelle von Brodie MJ, Kwan P. 2002)

2.1 Wirkung auf spannungsabhängige Ionenkanäle

Viele Antiepileptika, wie z. B. Carbamazepin, Eslicarbazepin, Lacosamid, Lamotrigin, Oxcarbazepin, Phenytoin und Rufinamid, wirken ausschließlich oder vorwiegend auf spannungsabhängige Na^+-Kanäle. Bei den Wirkstoffen Valproat und Topiramat kommen neben einer Wirkung auf die spannungsabhängigen Na^+-Kanäle noch weitere Wirkkomponenten hinzu. Die oben genannten Wirkstoffe blockieren die spannungsabhängigen Na^+-Kanäle in nutzungsabhängiger Weise, in dem sie v. a. die schnelle Inaktivierung begünstigen und den Anteil der Natriumkanäle im inaktiven Zustand erhöhen. Die normalen Aktivierungsmuster von spannungsabhängigen Na^+-Kanälen werden dabei wenig beeinflusst, vielmehr tritt die Blockade zunehmend beim Auftreten von repetitiven und prolongierten Entladungsmustern auf und limitiert dann die neuronale Erregbarkeit. Zwischen den einzelnen Wirkstoffen scheinen dabei qualitative Unterschiede im Hinblick auf die Selektivität gegenüber Subtypen spannungsabhängiger Na^+-Kanäle und Affinität zu den funktionellen Stadien zu bestehen. Dies könnte die unterschiedliche klinische Wirksamkeit erklären.

Die Ca^{2+}-Kanäle werden je nach Spannungsabhängigkeit der Aktivierung in sog. »low-voltage activated channels« und »high-voltage activated channels« unterschieden. T-Typ- Ca^{2+}-Kanäle, die als »low-voltage activated channels« einzustufen sind, spielen eine relevante Rolle für die neuronale Erregbarkeit, das »Bursting«-Verhalten und Oszillationen thalamischer Neurone in der Generierung von Absence-Anfällen. Wirkstoffe, wie z. B. Ethosuximid und Zonisamid, die eine gute klinische Wirksamkeit gegen Absence-Anfälle aufweisen, modulieren die Funktion von T-Typ-Ca^{2+}-Kanälen. Abhängig vom Ruhemembranpotenzial der Neuronen verhindern sie durch Blockade der T-Typ-Ca^{2+}-Kanäle die Ausbildung niederschwelliger Ca^{2+}-Spitzen und wirken so der Entstehung von Absencen entgegen.

High-voltage activated calcium channels werden in verschiedene Subtypen unterteilt, die sich in ihrer zellulären Lokalisation unterscheiden. N- und P/Q-Typ Ca^{2+}-Kanäle vermitteln den größten Teil des Aktionspotenzial-bedingten Ca^{2+}-Einstroms, der zur Neurotransmitter-Freisetzung an zentralnervösen Synapsen führt. Einige Antiepileptika mit komplexen Wirkungsmechanismen interagieren mit den high-voltage activated calcium channels. Zu dieser Gruppe zählen z. B. Lamotrigin, Felbamat, Levetiracetam und Phenobarbital.

Auch Kaliumkanäle gehören zu den spannungsabhängigen Ionenkanälen in Nervenzellen und sind wichtige Determinanten der neuronalen Aktivität. Als neuer Wirkmechanismus wirkt Retigabin vorwiegend dadurch, dass es Kaliumkanäle in Neuronen (KCNQ2-5-Kaliumkanäle) öffnet. Die Stabilisierung des Ruhemembranpotenzials durch Retigabin führt zu einer Kontrolle der elektrischen Erregbarkeit der Neuronen im Sub-Schwellenbereich, wodurch die Auslösung von epileptiformen Aktionspotenzial-Entladungen verhindert wird. Mutationen der KCNQ-Kanäle liegen mehreren Erbkrankheiten des Menschen zugrunde, einschließlich der Epilepsie (KCNQ2 und 3, Potschka, H. 2013).

2.2 Wirkung auf GABA-Rezeptoren

γ-Aminobuttersäure (GABA) ist ein klinisch hochrelevanter inhibitorischer Neurotransmitter im zentralen Nervensystem. Der GABA-vermittelten Inhibition kommt eine wesentliche Kontrollfunktion bei der Generierung und Ausbreitung von Anfallsaktivitäten zu. Der Neurotransmitter GABA wirkt dabei v. a. an den $GABA_A$-Rezeptoren, deren Aktivierung einen Chlorideinstrom vermittelt und damit zu einer Hyperpolarisation und somit gesenkten Erregbarkeit der nachgeschalteten postsynaptischen Neurone führt, und über eine Aktivierung von metabotropen G-Protein-gekoppelten $GABA_B$-Rezeptoren.

Die Modulation der GABAergen Neurotransmission vermittelt dabei eine breite Wirksamkeit gegen verschiedene Anfallstypen. Relevant für die Wirkung der Antiepileptika ist in diesem Zusammenhang sowohl die Varianz in der Affinität zu den unterschiedlich zusammengesetzten $GABA_A$-Rezeptoren als auch die Dominanz von $GABA_A$-Rezeptoren in bestimmten Zusammensetzungen in verschiedenen Hirnregionen. Daraus erklären sich die qualitativen Unterschiede im Wirkungsprofil der verschiedenen $GABA_A$-Rezeptor-Agonisten aus der Gruppe der Benzodiazepine wie z. B. Lorazepam, Diazepam, Clobazam und Clonazepam, Barbiturate wie z. B. Phenobarbital und weiteren Wirkstoffen wie Felbamat, Topiramat und Zonisamid.

Neben der direkten Modulation an GABA-Rezeptoren besteht die Möglichkeit, die Neurotransmission über die Konzentration des Neurotransmitters GABA zu beeinflussen. Die Konzentration von GABA im Gehirn wird u. a. durch das GABA-synthetisierende Enzym Glutamatdecarboxylase und das GABA-abbauende Enzym GABA-Transaminase kontrolliert. Vigabatrin ist ein irreversibler Hemmer der GABA-Transaminase und führt so zu einer erheblichen Erhöhung der GABA-Konzentration im Hirnparenchym.

Tiagabin ist ein potenter und selektiver Hemmer des GABA-Transporters GAT-1, blockiert deshalb selektiv die Aufnahme von GABA in die präsynaptischen Neuronen und Gliazellen und führt durch die verzögerte Wiederaufnahme von GABA zu einer GABA-Konzentrationserhöhung im synaptischen Spalt mit entsprechenden postsynaptischen inhibitorischen Effekten. Diese Wirkung ist bei repetitiven Aktivierungen der Neurone besonders ausgeprägt (Potschka, H. 2012).

2.3 Wirkung auf ionotrope Glutamatrezeptoren

Glutamat trägt durch die Aktivierung verschiedener Rezeptorsubgruppen (N-Methyl-D-Aspartat (NMDA)-Rezeptor, α-Amino-3-Hydroxy-5-Methyl-4-Isoxazolpropionsäure (AMPA)-Rezeptor und Kainatrezeptor) wesentlich zur exzitatorischen Neurotransmission bei. Dabei verhalten sich die neuronalen AMPA- und Kainatrezeptoren selektiver und zeigen primär eine Permeabilität für Natrium und Kalium, während die NMDA-Rezeptoren einen Strom von Natrium, Kalium und Calcium vermitteln.

Die Entwicklung von selektiven Glutamatrezeptor-Antagonisten für die Therapie der Epilepsie gestaltete sich jedoch schwierig. Infolge der schlechten Verträglichkeit von kompetitiven und nichtkompetitiven NMDA-Rezeptor-Antagonisten in Tiermodellen wurden keine selektiven NMDA-Rezeptor-Antagonisten für die Epilepsietherapie entwickelt. Bei dem Wirkstoff Felbamat mit einem komplexen Wirkungsmechanismus scheint jedoch eine Interaktion mit dem NMDA-Rezeptor zur Wirkung beizutragen.

Die langjährigen Bemühungen, AMPA-Rezeptor-Antagonisten zu entwickeln, führten zur Entwicklung von Perampanel, das selektiv und nicht-kompetitiv die Aktivierung von AMPA-Rezeptoren auf postsynaptischen Neuronen durch den exzitatorischen Transmitter Glutamat verhindert. Dabei wird durch eine allosterische Modulation die Rezeptorkonformation so verändert, dass trotz der Bindung von Glutamat einem Ionenstrom entgegengewirkt wird (Potschka, H. 2013).

2.4 Wirkung über Vesikelproteine

Das Vesikelprotein SV2 A (»synaptic vesicle glycoprotein 2 A«) unterstützt wahrscheinlich als Teil der präsynaptischen Freisetzungsmechanismen die Fusion synaptischer Vesikel mit der Zellmembran und trägt so zur Neurotransmitterfreisetzung bei. Der genaue Mechanismus der SV2 A-vermittelten antikonvulsiven Wirkung ist bisher nicht eindeutig geklärt.

Levetiracetam und Brivaracetam binden spezifisch an das synaptische Vesikelprotein 2 A (SV2 A). Beide Wirkstoffe scheinen über eine aktivitätsabhängige Aufnahme in die synaptischen Vesikel mit einer nachfolgenden Verminderung der Neurotransmitterfreisetzung zu wirken (Wood MD, Gillard M. 2017).

Tabelle 5: Therapeutisches Spektrum relevanter Antiepileptika

Spektrum	Wirkstoffe
Antiepileptika mit einem breiten Einsatzspektrum	Brivaracetam Clobazam Felbamat Lamotrigin Levetiracetam Perampanel Rufinamid Topiramat Valproat Zonisamid
Antiepileptika mit einem schmalen Einsatzspektrum vor allem bei fokalen Epilepsieformen	Carbamazepin Cenobamat Eslicarbazepin Gabapentin Lacosamid Oxcarbazepin Phenobarbital Phenytoin Pregabalin Primidon Stiripentol Tiagabin Vigabatrin
Antiepileptika ausschließlich für die Behandlung von Absencen	Ethosuximid

Tabelle 6: Antiepileptika mit dem Risiko einer Erhöhung der epileptischen Anfallshäufigkeit oder -schwere bei bestimmten Epilepsieformen

Epilepsieform	Wirkstoffe, die gemieden werden sollten
primär generalisierte tonisch-klonische Anfälle	Carbamazepin, Phenytoin
Absencen	Carbamazepin, Oxcarbazepin, Gabapentin, Phenobarbital, Phenytoin, Tiagabin, Vigabatrin
myoklonische Anfälle	Carbamazepin, Oxcarbazepin, Phenytoin

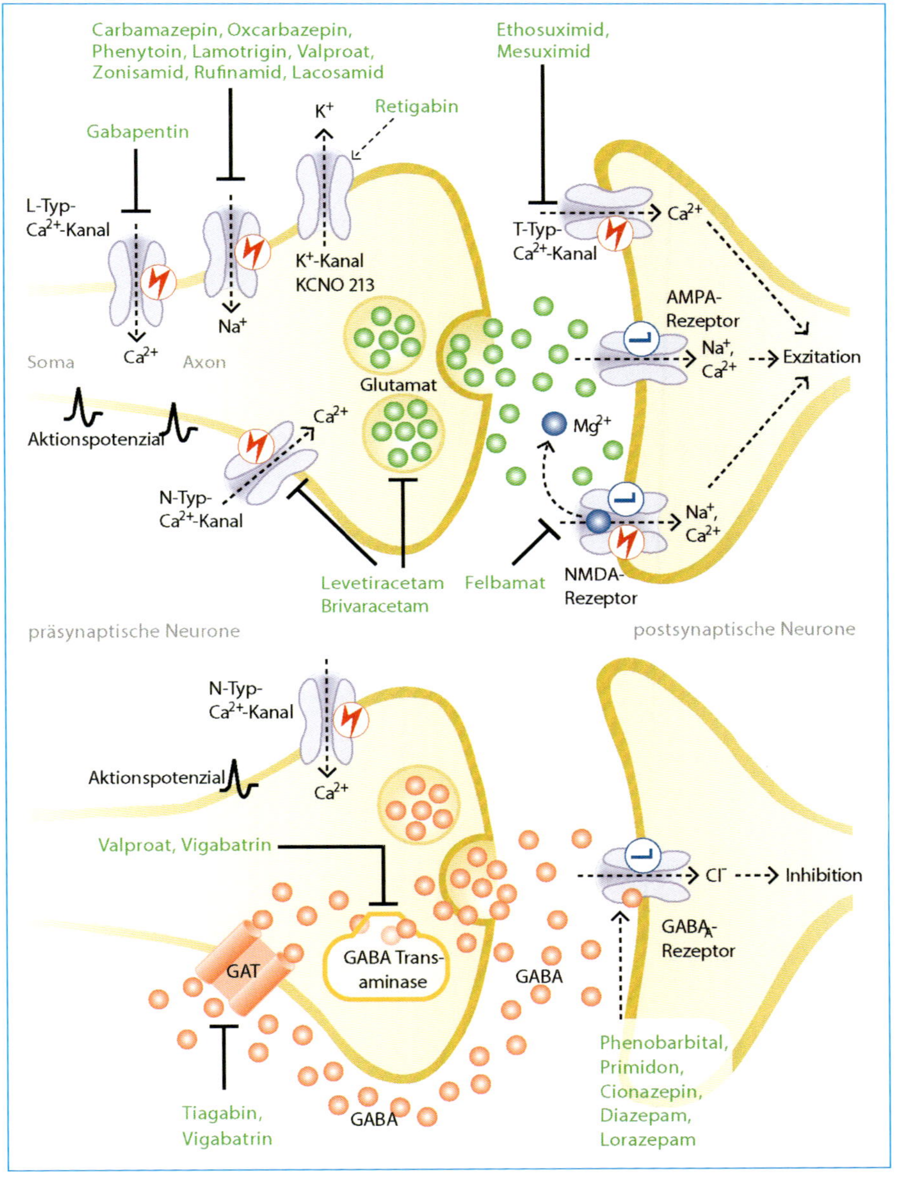

Abb. 5: Wirkungsmechanismen von Antiepileptika in schematischer Darstellung. (aus Epilepsie, Prof. Dr. Hajo Hamer und Dr. Franz Bossle, 2013) © 2013 Govi-Verlag Pharmazeutischer Verlag GmbH, Eschborn
Dargestellt sind die Angriffspunkte der verschiedenen Wirkstoffe an einem glutamatergen und einem GABAergen präsynaptischen Neuron sowie an zwei postsynaptischen Neuronen, die glutamaterger oder GABAerger Natur sein können.

3. Pharmakokinetische Aspekte der antiepileptischen Therapie und Therapeutisches Drug Monitoring

Tabelle 7: Pharmakokinetische Parameter relevanter Antiepileptika

Wirkstoff	Untere Zieldosis (Erw.) in mg/d	Maximaldosis (Erw.) in mg/d	mittlerer Wirkbereich (mg/l)	Metabolisierung	Halbwertszeit (h)	primärer Eliminationsweg
Brivaracetam	50–100	200	0,2–2	Hydrolyse, CYP2C19	9	hepatisch
Carbamazepin	600	1600	4–11	CYP3A4, CYP1A2, CYP2C8	8–20 (initial 16–24)	hepatisch
Clobazam	15	80	0,03–0,3	CYP3A4, CYP2B6, CYP2C19	10–30	hepatisch
Eslicarbazepin	800	1200	3–26		13–20	renal
Ethosuximid	1000	2000	40–100	CYP3A4	40–60	hepatisch
Felbamat	1200	3600	30–60	CYP3A4, CYP2E1	15–23	renal + hepatisch
Gabapentin	900	3600	3–20		5–9	renal
Lacosamid	200	400–600	3–10		13	renal + hepatisch
Lamotrigin	100	600	3–13		15–35	hepatisch
Levetiracetam	1000	3000	5–41		5–8	renal
Oxcarbazepin	900	2400	3–35 (Hydroxycarbamazepin)		8–10	hepatisch
Perampanel	4	12	0,1–1	CYP3A4/5	105	hepatisch

Wirkstoff	Untere Zieldosis (Erw.) in mg/d	Maximaldosis (Erw.) in mg/d	mittlerer Wirkbereich (mg/l)	Metabolisierung	Halbwertszeit (h)	primärer Eliminationsweg
Phenobarbital	100	300	12–30	CYP2C19, CYP2C9, CYP2E1	48–96	hepatisch
Phenytoin	200	400	10–20	CYP2C19, CYP2C9, CYP3A4	20–60	hepatisch
Pregabalin	300	600	2–6		6	renal
Primidon	750	1500	5–15	CYP2C19, CYP2C9, CYP2E1	10–15	hepatisch
Retigabin	600	1200	n/a		6–10	hepatisch
Rufinamid	1000	3200	4–31	Hydrolyse	6–10	hepatisch
Sultiam	200	400	2–10		2–16	renal
Topiramat	100	500	2–10		ca. 21	renal
Valproat/ Valproinsäure	750	2000	50–100	CYP2C9, CYP2C19, CYP2A6	5–15	hepatisch
Vigabatrin	2000	4000	n/a		5–13	renal
Zonisamid	200	500	10–40	CYP3A4, CYP2D6, CYP2C19	60	hepatisch

Die Angaben des therapeutischen Blutspiegelbereichs/mittleren Wirkbereichs der Antiepileptika beziehen sich auf die Blutspiegel bzw. Serumkonzentration im pharmakokinetischen Steady State und bei Abnahme des Talspiegels.

Antiepileptika werden meist gut und rasch oral resorbiert, Ausnahmen mit einer langsameren Resorption stellen Carbamazepin, Felbamat, Oxcarbazepin, Phenobarbital und Phenytoin dar. Die Bioverfügbarkeit der meisten Antiepileptika liegt bei mehr als 80 %.

Eine ganze Reihe an Antiepileptika, insbesondere ältere Wirkstoffe, werden in der Leber über das Cytochrom-P450-System, Glucuronidierung oder Hydrolyse metabolisiert und zumindest teilweise hepatisch/biliär eliminiert. Bei der Metabolisierung werden auch aktive Metabolite gebildet, die zu einer Verlängerung der Wirkdauer der Antiepileptika beitragen (z. B. Carbamazepin und Carbamazepin-10,11-epoxid). Einige Antiepileptika wie z. B. Levetiracetam und Pregabalin werden jedoch weitestgehend unverändert renal eliminiert.

Ein Ziel der oralen antiepileptischen Therapie ist es, einen möglichst gleichförmigen Blutspiegelverlauf des Antiepileptikums über den gesamten Tag zu erreichen, um den maximalen anfallsreduzierenden oder anfallsverhütenden Effekt bei gleichzeitiger Minimierung der unerwünschten Wirkungen zu erreichen. Je geringer die therapeutische Breite des eingesetzten Antiepileptikums ist, desto größer ist der Effekt potenziell in Tagesverlauf schwankender Spiegel auf die Ausprägung unerwünschter Wirkungen. Viele Wirkstoffe weisen bereits lange bis sehr lange Halbwertszeiten auf, die die Schwankungen im Blutspiegelverlauf geringer ausfallen lassen. Bei Wirkstoffen mit einer geringen therapeutischen Breite und kürzeren Halbwertszeiten wird die Schwankung durch den Einsatz von entsprechend retardierten Arzneiformen und häufiger Einnahmefrequenz reduziert.

Therapeutisches Drug Monitoring (TDM) von Antiepileptika eröffnet die Möglichkeit für eine optimierte Therapieführung des Patienten, d. h. die optimale Serumkonzentration für den jeweiligen Patienten zu finden und zu erhalten. Daher ist ein TDM vor allem bei der Ersteinstellung einer antiepileptischen Therapie sinnvoll zur Bestimmung des individuellen »therapeutischen Bereichs« eines Patienten. Dies ermöglicht die spätere Bestimmung und Bewertung von postiktalen Serumspiegeln oder Verlaufskontrollen auch unter Adherencegesichtspunkten. In der Dauertherapie erweist sich ein TDM zudem bei der Dosisanpassung der Medikation in der Wachstumsphase bei Kindern, in der Schwangerschaft sowie bei deutlichen Änderungen des Körpergewichts oder der Organfunktionen (Leber, Niere) als wichtig. Zusätzliche Indikationen für ein TDM sind die Abklärung eines Verdachts auf Arzneimittelinteraktionen mit Begleitmedikationen sowie die Abklärung von unerwünschten Arzneimittelwirkungen, Anzeichen toxischer Wirkungen oder Verdacht auf genetische Polymorphismen im Arzneimittelstoffwechsel.

4. Steckbriefe relevanter Antiepileptika nach Hauptwirkungsmechanismus

4.1 Vorwiegend spannungsabhängige Natriumkanäle blockierende Antiepileptika

4.1.1 Carbamazepin

Carbamazepin bewirkt eine Blockade spannungsabhängiger Na^+-Kanäle und eine damit verbundene Stabilisierung präsynaptischer neuronaler Membranen (im Sinne einer frequenz- und spannungsabhängigen Blockade der Kanäle in inaktivem Zustand). Dadurch verhindert die Substanz die Freisetzung exzitatorischer Neurotransmitter, insbesondere von Glutamat, und normalisiert das bei der Epilepsie gestörte Gleichgewicht zwischen inhibitorischen und exzitatorischen Impulsen. Carbamazepin erhöht so die Krampfschwelle und senkt die Anfallshäufigkeit. Die Substanz wirkt antikonvulsiv, sedierend, antidepressiv und analgetisch bei neuropathischen Schmerzen.

Carbamazepin wird gut resorbiert (Bioverfügbarkeit 70–80 %). Die Plasmaeiweißbindung beträgt ca. 75 %, die Plasmahalbwertszeit initial 16–24 Stunden und in Steady State 8–20 Stunden aufgrund einer Eigeninduktion des CYP3A4-Stoffwechsels. Der aktive Metabolit Carbamazepin-10,11-epoxid trägt zur Wirksamkeit von Carbamazepin bei.

Carbamazepin ist ein Mittel der ersten Wahl bei einfachen und komplexen fokalen Anfällen. Sekundär-generalisierte Anfälle können besser als primär generalisierte behandelt werden. Für die Therapie von Absencen ist Carbamazepin nicht geeignet.

Als Nebenwirkungen kommen – besonders zu Beginn der Therapie – Müdigkeit/Sedierung, Appetitlosigkeit, Übelkeit und Erbrechen, Diarrhoe, Leukopenie, Kopfschmerzen, Schwindel, Sehstörungen sowie allergische Hautreaktionen vor. Die Reaktionsfähigkeit und Fahrtüchtigkeit kann beeinträchtigt sein.

Vor allem bei Langzeitbehandlung ist ein antidiuretischer Effekt von Carbamazepin zu beachten, der zu Nierenfunktionsstörungen und Veränderungen der Serum-Elektrolyte führen kann. Durch beschleunigten Metabolismus von 25-Hydroxy-Cholecalciferol kann es zudem zu einer Senkung des Serum-Calcium-Spiegels mit weiteren Effekten auf den Skelett-Stoffwechsel kommen.

Bei schweren Leberfunktionsstörungen sowie AV-Block ist Carbamazepin kontraindiziert. Als Enzyminduktor von CYP3A4 verringert es die Wirkung verschiedener Wirkstoffe, z. B. von Clonazepam, Ethosuximid, Tiagabin, Topiramat, hormonellen Kontrazeptiva, Glucocorticoiden, Primidon oder Phenytoin.

Außerdem kann die enzyminduzierende Wirkung von Carbamazepin zu einem Folsäuremangel bei Schwangeren führen und damit ein zusätzlicher Faktor für die Entstehung von Fehlbildungen sein. Deshalb ist Folsäure vor und während der Schwangerschaft zu substituieren. Zur Vermeidung von Blutgerinnungsstörungen wird auch die prophylaktische Gabe von Vitamin K in den letzten Wochen der Schwangerschaft an die Mutter bzw. nach der Geburt an das Neugeborene empfohlen.

4.1.2 Eslicarbazepin bzw. Eslicarbazepinacetat

Eslicarbazepin ist ein Antiepileptikum mit einer vergleichbaren Struktur zu Carbamazepin und Oxcarbazepin und analogem Wirkungsmechanismus. Es ist als Mono- oder Zusatztherapie bei Erwachsenen mit fokalen epileptischen Anfällen mit oder ohne sekundärer Generalisierung zugelassen.

Das Prodrug Eslicarbazepinacetat wird durch hydrolytische First-pass-Metabolisierung schnell und weitestgehend in seinen aktiven Hauptmetaboliten Eslicarbazepin biotransformiert. Die Plasmahalbwertszeit von Eslicarbazepin liegt bei 13–20 Stunden. Die Ausscheidung von Eslicarbazepin und sein Glucuronid erfolgt überwiegend renal.

Patienten nehmen die therapeutische Tagesdosis Eslicarbazepinacetat einmal täglich ein. Die Anfangsdosis beträgt 400 mg. Diese sollte innerhalb von ein bis zwei Wochen auf 800 mg erhöht werden. Je nach individuellem Ansprechen kann der Arzt die Dosis auch auf bis zu 1200 mg täglich steigern.

Als häufige Nebenwirkungen können Schwindel, Schläfrigkeit, Kopfschmerzen, Fatigue, Aufmerksamkeitsstörung, Ataxie, Tremor, Doppeltsehen und Hautausschläge auftreten.

Eslicarbazepin ist ein moderater Induktor von CYP3A4 und interagiert daher mit dem Metabolismus von Arzneistoffen, die vorwiegend durch Metabolisierung über CYP3A4 eliminiert werden.

4.1.3 Lacosamid

Lacosamid verstärkt selektiv die langsame Inaktivierung der spannungsabhängigen Na^+-Kanäle und trägt dadurch zur Stabilisierung hypererregbarer Neurone bei. Außerdem bindet Lacosamid an CRMP-2 (Collapsin Response Mediator Protein-2), das potenziell an der Epileptogenese beteiligt ist.

Lacosamid ist zugelassen zur Monotherapie und Zusatzbehandlung fokaler Anfälle mit oder ohne sekundäre Generalisierung bei Erwachsenen, Jugendlichen und Kindern ab vier Jahren.

Nach oraler Einnahme wird Lacosamid unabhängig von der Nahrung rasch und vollständig resorbiert, die orale Bioverfügbarkeit liegt bei fast 100 %. Die Pharmakokinetik ist dosisproportional und weist nur eine geringe intra- und interindividuelle Variabilität auf. Unverändertes Lacosamid (ca. 40 %) und sein O-Desmethyl-Metabolit (< 30 %) werden primär renal ausgeschieden. Es gibt keine aktiven Metaboliten. Das Cytochrom-P450-System wird fast nicht beeinflusst und mögliche Interaktionen sind vernachlässigbar. Die Plasmahalbwertszeit beträgt etwa 13 Stunden. Die Therapie mit Lacosamid kann als orale oder als intravenöse Behandlung begonnen werden, eine Umstellung zwischen beiden Applikationswegen kann direkt und ohne Dosisanpassung erfolgen.

Lacosamid ist insgesamt gut verträglich. Zu den häufigsten unerwünschten Wirkungen gehören Schwindel, Kopfschmerzen, Übelkeit und Doppeltsehen. Auch Fatigue, Sedierung, kognitive Störungen, Ataxie, Tremor und Hautreaktionen treten häufiger auf. Unter Lacosamid kann zudem eine dosisabhängige Verlängerung des PR-Intervalls auftreten. Lacosamid ist daher mit Vorsicht bei Patienten anzuwenden, bei denen eine schwere Herzerkrankung oder Störungen der Erregungsleitung (z. B. AV-Block zweiten oder dritten Grades) vorliegen, bei der Behandlung von älteren Patienten oder wenn Lacosamid in Kombination mit PR-verlängernden Arzneimitteln (z. B. Carbamazepin) angewendet wird.

4.1.4 Lamotrigin

Der Wirkstoff Lamotrigin ist ein Antiepileptikum der zweiten Generation mit Phenyltriazin-Struktur, das ursprünglich als Inhibitor der Folsäurereduktase entwickelt wurde. Es bewirkt eine Blockade spannungsabhängiger Natriumkanäle und eine damit verbundene Stabilisierung präsynaptischer neuronaler Membranen. Es ist sehr wahrscheinlich, dass auch spannungsabhängige Ca^{2+}-Kanäle gehemmt werden, wodurch die Wirkung bei primären generalisierten Anfällen inklusive Absencen bei Kindern erklärt werden kann.

Die Bioverfügbarkeit ist sehr hoch, die Halbwertszeit beträgt 15–35 Stunden. Eliminiert wird Lamotrigin vorrangig über Biotransformation mit UDP-Glukuronyltransferasen in pharmakologisch unwirksame Metabolite, die überwiegend renal eliminiert werden. Die Dauertherapie mit Lamotrigin führt zu einer Autoenzyminduktion. Die interindividuellen Konzentrationen im Steady State schwanken beträchtlich, die intraindividuelle jedoch nur wenig.

Lamotrigin wird zur Mono- und Zusatztherapie bei fokalen Anfällen ohne und mit sekundärer Generalisierung, bei generalisierten Anfällen sowie bei Lennox-Gastaut-Syndrom eingesetzt. Lamotrigin kann zudem zur Monotherapie typischer Absencen bei Kindern und Jugendlichen eingesetzt werden.

Lamotrigin gilt als eines der Mittel der Wahl in der Schwangerschaft. Während der Schwangerschaft steigt jedoch die Lamotrigin-Clearance bis zum Dreifachen an, so dass der Lamotrigin-Spiegel engmaschig kontrolliert und die Dosis entsprechend nach oben korrigiert werden sollte. Nach der Geburt findet rasch eine Normalisierung der Clearance statt, zur Vermeidung toxischer Spiegel muss die Dosis daher zügig nach der Geburt wieder reduziert werden.

Lamotrigin ist in der Regel gut verträglich. Zu den häufigsten Nebenwirkungen von Lamotrigin zählen Hautreaktionen mit Ausschlägen, Übelkeit und Kopfschmerzen. Des Weiteren kann es zu Sehstörungen, Müdigkeit, Schwindel, starker Reizbarkeit und Aggressivität kommen.

Schwere bis lebensbedrohliche Hautreaktionen einschließlich Stevens-Johnson-Syndrom und toxischer epidermaler Nekrolyse treten besonders bei hoher Initialdosierung, zu schneller Dosissteigerung und begleitender Anwendung von Valproinsäure auf.

Die gleichzeitige Gabe von Induktoren der UDP-Glucuronyltransferasen wie z. B. Carbamazepin, Phenobarbital, Primidon, Phenytoin, Rifampicin, Ritonavir oder Paracetamol beschleunigt den Abbau von Lamotrigin, Valproinsäure hemmt ihn. Der Lamotrigin-Plasmaspiegel sinkt unter hormoneller Kontrazeption meist deutlich, die Plasmakonzentrationen der hormonellen Kontrazeptiva können ebenfalls sinken. Unter einer Therapie mit Lamotrigin sollte daher bevorzugt eine Kontrazeption ohne behandlungsfreie Woche oder eine nicht-hormonelle Methode erwogen werden.

4.1.5 Oxcarbazepin

Oxcarbazepin ist das 10-Keto-Analoge von Carbamazepin und bewirkt ebenfalls eine Blockade spannungsabhängiger Na^+-Kanäle und eine damit verbundene Stabilisierung präsynaptischer neuronaler Membranen. Oxcarbazepin wird rasch aus dem Magen-Darm-Trakt aufgenommen und mehrheitlich schon präsystemisch (First-Pass-Effekt) zu dem aktiven Metaboliten Hydroxycarbamazepin umgewandelt. Daher wird die antiepileptische Wirkung hauptsächlich dem Metaboliten zugeschrieben. Obwohl der Wirkungsmechanismus von Oxcarbazepin und Carbamazepin gleich ist, erscheint Oxcarbazepin etwas besser verträglich zu sein und ersetzt es dementsprechend auch zunehmend in der Therapie.

Nach peroraler Gabe wird Oxcarbazepin vollständig resorbiert. Die Plasmahalbwertszeit von Oxcarbazepin liegt bei 1–2,5 Stunden und von dem aktiven Metaboliten Hydroxycarbamazepin bei 8–10 Stunden. Die Ausscheidung der Metabolite erfolgt überwiegend renal.

Bei der Umstellung von Carbamazepin auf Oxcarbazepin sollte ein Faktor von 1,5 bei der Dosierung berücksichtigt werden. Bei der Umstellung von Carbamazepin auf Oxcarbazepin und einer gleichzeitigen Kombinationstherapie vor allem mit anderen Antikonvulsiva muss an die fehlende Induktion der Leberenzyme gedacht werden.

Die Indikationen, Nebenwirkungen und Kontraindikationen ähneln weitgehend denen von Carbamazepin. Allerdings weist Oxcarbazepin im Gegensatz zu Carbamazepin keine Autoinduktion und ein deutlich geringer ausgeprägtes Interaktionspotenzial über das CYP-P450-System auf.

Bei 25 bis 30 Prozent der Patienten, die Überempfindlichkeitsreaktionen auf Carbamazepin gezeigt haben, muss mit einer Kreuzreaktion auch bei der Einnahme von Oxcarbazepin, beispielsweise in Form schwerer Hautreaktionen, gerechnet werden.

4.1.6 Phenytoin

Phenytoin ist ein Hydantoin-Derivat und besitzt eine starke antikonvulsive Wirkung. Phenytoin bewirkt ebenfalls eine Blockade spannungsabhängiger Na^+-Kanäle und eine damit verbundene Stabilisierung präsynaptischer neuronaler Membranen. Eine Verstärkung von inhibitorischen Impulsen, v. a. im Kleinhirn, trägt zur antikonvulsiven Wirkung bei.

Die Bioverfügbarkeit unterliegt starken inter- und intraindividuellen Schwankungen und liegt bei 20–90 %. Phenytoin wird extensiv metabolisiert und weist dabei eine

Sättigungskinetik auf, d. h. die Halbwertszeit ist von der Höhe des Plasmaspiegels abhängig, die Kinetik nicht linear. Der Hauptmetabolit ist das Glucuronid von p-Hydroxydiphenyl-Hydantoin, das im enterohepatischen Kreislauf zirkuliert. Die Halbwertszeit beträgt zwischen 20–60 h. Bei Früh- und Neugeborenen sowie bei toxischen Dosen ist mit einer verlängerten Halbwertszeit zu rechnen. Phenytoin besitzt ein hohes Interaktionspotenzial. Phenytoin ist ein sehr starker Induktor von den Isoenzymen CYP1A2, CYP2B6 und CYP3A4. Phenytoin kann somit die Wirkungen von Arzneistoffen, die über diese Isoenzyme metabolisiert werden, teils erheblich beeinflussen.

Dosisabhängige unerwünschte Wirkungen treten bei etwa einem Drittel der Patienten, meist bei Plasmakonzentrationen über 20 mg/l, auf. Diese nehmen mit steigernder Plasmakonzentration und bei Kombinationstherapie zu und sind in der Regel reversibel. Zu den häufigsten unerwünschten Wirkungen gehören kosmetisch störende Zahnfleischwucherungen (Gingivahyperplasie), Hypertrichose, allergische Hautreaktionen sowie Osteoporose und Osteomalazie. Vor allem dosisabhängig kann es zu Abgeschlagenheit, Gangstörungen, Erregbarkeit, Tremor, Bewegungsstörungen, Sprechstörungen, Störungen der intellektuellen Leistungsfähigkeit, Schwindel, Kopfschmerzen, Sehstörungen und Geschmacksstörungen kommen.

Phenytoin ist bei fokal beginnenden, generalisierenden sowie generalisierten tonisch-klonischen Anfällen (Grand mal) sowie bei einfachen (z. B. Jackson-Anfällen) und komplexen fokalen Anfällen (z. B. Temporallappenanfällen) und zur Prophylaxe von Krampfanfällen (z. B. bei neurochirurgischen Eingriffen) zugelassen. Aufgrund des Nebenwirkungsprofils und der ausgeprägten Interaktionen ist Phenytoin eher Mittel der zweiten Wahl.

Bei stärkeren Blutbildveränderungen, nach Myokardinfarkt sowie AV-Block II. und III. Grades ist Phenytoin kontraindiziert.

4.1.7 Rufinamid

Rufinamid moduliert die Aktivität von spannungsabhängigen Na^+-Kanälen und verlängert deren inaktivierten Zustand. Die Substanz hemmt dadurch die synaptische Übertragung und reduziert die Fortleitung von konvulsiven Entladungen. Rufinamid wirkt antikonvulsiv.

Rufinamid ist angezeigt als Zusatztherapeutikum zur Behandlung von Anfällen bei Lennox-Gastaut-Syndrom bei Patienten ab einem Jahr.

Die Bioverfügbarkeit von Rufinamid ist dosisabhängig, mit ansteigender Dosis nimmt diese ab. Dies ist möglicherweise in einem dosisbegrenzten Resorptionsverhalten begründet. Die orale Resorption erfolgt eher langsam. Rufinamid wird fast ausschließlich über Metabolisierung eliminiert. Die Metabolisierung erfolgt primär über Hydrolyse, die durch Cytochrom P450 vermittelte Metabolisierung ist eher gering, eine Autoinduktion findet nicht statt. Die Eliminationshalbwertszeit beträgt bei Patienten mit Epilepsie etwa 6–10 Stunden.

Rufinamid wird insgesamt gut vertragen. Die häufigsten Nebenwirkungen sind Schläfrigkeit und Übelkeit/Erbrechen und gelegentlich Schwindel, Kopfschmerzen und Gangstörungen, die zu einem gehäuften Auftreten von Stürzen führen können.

Da Nahrung die Bioverfügbarkeit von Rufinamid um ca. ein Drittel erhöht, sollte Rufinamid grundsätzlich mit Nahrung eingenommen werden.

Da bei gleichzeitiger Gabe von Rufinamid mit einem empfängnisverhütenden Hormonpräparat die verfügbare Menge des Östrogen-Anteils und des Gestagen-Anteils signifikant sinken kann, wird für Frauen im gebärfähigen Alter eine zusätzliche Methode der Empfängnisverhütung empfohlen. Diese Wechselwirkung kommt möglicherweise durch eine schwache CYP3A4-Enzyminduktion zustande.

Rufinamid darf nicht angewendet werden bei einer Allergie gegen Triazole wie z. B. Voriconazol, Fluconazol oder Posaconazol.

4.1.8 Valproinsäure

Valproinsäure ist ein Antiepileptikum, das keine strukturelle Ähnlichkeit mit anderen antiepileptisch wirksamen Wirkstoffen aufweist. Valproinsäure bewirkt eine Blockade spannungsabhängiger Na^+-Kanäle und eine damit verbundene Stabilisierung präsynaptischer neuronaler Membranen. Dadurch verhindert die Substanz die Freisetzung exzitatorischer Neurotransmitter, insbesondere von Glutamat, und normalisiert das bei der Epilepsie gestörte Gleichgewicht zwischen inhibitorischen und exzitatorischen Impulsen. Weiterhin verstärkt Valproinsäure die GABA-vermittelte Inhibition, unter anderem durch Hemmung GABA-abbauender Enzyme. Die Substanz erhöht die Krampfschwelle, senkt die Anfallshäufigkeit und wirkt antimanisch.

Valproinsäure stellt ein so genanntes Breitspektrum-Antiepileptikum dar, da es mit Erfolg bei fast allen generalisierten, fokalen und sekundär-generalisierten Anfallsformen eingesetzt werden kann. Valproinsäure ist gut wirksam bei generalisierten großen und kleinen Anfällen (tonisch-klonische Anfälle, Absencen, myoklonische Anfälle). Sofern keine Kontraindikationen bestehen, ist es hier Mittel der ersten Wahl.

Nach oraler Gabe wird Valproinsäure sehr gut aufgenommen und besitzt eine Bioverfügbarkeit von 80–90 %. Nahrung kann die Aufnahme verzögern, dieser Effekt wird teilweise bei oralen Lösungen genutzt, um Spiegelschwankungen zu reduzieren. Die Plasmahalbwertszeit beträgt 5–15 Stunden, die Plasmaproteinbindung ca. 90 %, die bei hohen Plasmakonzentrationen abfällt. Valproinsäure unterliegt einer ausgeprägten Metabolisierung in der Leber.

Als Nebenwirkungen werden isolierte Hyperammonämie, zentralnervöse Störungen (Schläfrigkeit, Verwirrtheit, Unruhe, Halluzinationen, Tremor, Schwindelgefühle u. a.), gastrointestinale Beschwerden, reversibler Haarausfall, Gewichtszunahme und Gerinnungsstörungen infolge Thrombozytopenie und Fibrinogenabfall beobachtet. Besonders bedeutsam ist die zwar selten auftretende dosisunabhängige, schwerwiegende (bis tödlich verlaufende) Leberschädigung, die im Kindesalter häufiger auftritt. Kontrollen der Thrombozytenanzahl und der Gerinnungsparameter sowie der Leberfunktion sind daher durchzuführen.

Bei Lebererkrankungen in der Anamnese, schweren Leber- und Pankreaserkrankungen, Blutgerinnungsstörungen sowie bei Porphyrie ist Valproinsäure kontraindiziert. Besondere Vorsicht ist erforderlich, wenn Valproinsäure mit Arzneimitteln kombiniert wird, die die Blutplättchenfunktion oder die Blutgerinnung beeinflussen.

Weitere wichtige Kontraindikationen ergeben sich aus dem Risiko für Fehlbildungen und Entwicklungsstörungen bei Kindern, die im Mutterleib Valproinsäure ausgesetzt waren. Valproinsäure darf daher nicht bei Mädchen, weiblichen Jugendlichen, Frauen im gebärfähigen Alter und schwangeren Frauen eingesetzt werden, es sei denn, dass alternative Behandlungen nicht wirksam sind und/oder nicht vertragen werden. Im Falle einer Behandlung mit Valproinsäure sollte eine frühzeitige Substitution von Folsäure mit 5 mg/Tag vor und während der Schwangerschaft durchgeführt werden, um das Risiko von Neuralrohrdefekten zu minimieren.

Phenobarbital, Phenytoin, Primidon oder Carbamazepin steigern durch Enzyminduktion den Metabolismus von Valproinsäure und vermindern dadurch dessen Wirkung. Umgekehrt erhöht Valproinsäure die Phenobarbital-Konzentration. Dies kann sich in einer starken Sedierung, Ataxie oder Hyperammonämie äußern. Bei bestehender Therapie mit Phenytoin kann durch die zusätzliche Gabe von Valproinsäure die Menge des freien, nicht an Plasmaproteine gebundenen Phenytoins ansteigen. Bei einer Kombinationstherapie, sofern nicht vermeidbar, sollten daher die Plasmakonzentrationen an freiem Phenytoin engmaschig überwacht und die Patienten sorgfältig auf Anzeichen einer Toxizität oder unerwünschte Wirkungen kontrolliert werden.

4.1.9 Zonisamid

Zonisamid ist ein Benzisoxazol-Derivat, das chemisch nicht mit anderen Antiepileptika verwandt ist. Der Wirkungsmechanismus von Zonisamid ist nicht vollständig geklärt. Zonisamid scheint auf die spannungsabhängigen Natrium- und Calciumkanäle zu wirken und unterbricht so die synchronisierte neuronale Entladung. Dadurch wird die Verbreitung von Krampf-Entladungen reduziert. Zonisamid übt zusätzlich eine modulatorische Wirkung auf die GABA-vermittelte neuronale Inhibition aus.

Zonisamid kann für die Mono- und Zusatztherapie zur Behandlung von fokalen Anfällen mit oder ohne sekundäre Generalisierung bei Erwachsenen, Jugendlichen und Kindern eingesetzt werden.

Zonisamid wird nach oraler Einnahme nahezu vollständig resorbiert, die Bioverfügbarkeit beträgt 100 %. Zonisamid wird primär hepatisch über CYP3A4 und CYP2D6 sowie über N-acetyl-Transferase und Konjugation mit Glucuronsäure zu inaktiven Metaboliten metabolisiert, die zum Großteil renal ausgeschieden werden. Die Halbwertszeit beträgt 60 Stunden. Bei Verschlechterung der Nierenfunktion nimmt die renale Clearance zusammen mit der Kreatinin-Clearance ab. CYP3A4-Induktoren, darunter Carbamazepin, Phenytoin oder Phenobarbital, verkürzen die Halbwertszeit von Zonisamid um bis zu 50 %. Dagegen haben CYP3A4-Hemmer keinen wesentlichen Einfluss auf dessen Elimination. Zonisamid selbst zeigt keine nennenswerten Effekte auf den Metabolismus von anderen Substanzen.

Als häufigste Nebenwirkungen treten unter einer Therapie mit Zonisamid Schläfrigkeit, Ataxie, Anorexie, Verwirrungszustände, Schwindel, kognitive Störungen,

Depression, Agitiertheit, Reizbarkeit und Diplopie auf. Zonisamid erhöht das Risiko für die Entwicklung von Nierensteinen, möglicherweise als eine Folge einer Carboanhydrase-Hemmung. Vor allem bei Kindern ist vermindertes Schwitzen beschrieben, das auch zu einer erhöhten Körpertemperatur führen kann.

4.2 Vorwiegend die Wirkung von GABA verstärkende Antiepileptika

4.2.1 Benzodiazepine

Benzodiazepine verstärken die Wirkung des inhibitorischen Neurotransmitters GABA durch allosterischen Angriff an der Alpha-Untereinheit des $GABA_A$-Rezeptors. Durch Bindung an den Benzodiazepin-Rezeptor kommt es postsynaptisch zu einer Verstärkung der GABA-ergen inhibitorischen Effekte. Die Wirkung der Benzodiazepine ist an die Anwesenheit von GABA gebunden.

Neben psychosedativen und hypnotisch-narkotischen Effekten wirken sie anxiolytisch sowie in höheren Dosen zentral muskelrelaxierend und antikonvulsiv. Dabei können die Gewichtungen der einzelnen Wirkqualitäten untereinander bei den einzelnen Vertretern der Benzodiazepine stark differieren.

Aus der Vielzahl der Benzodiazepine haben vor allem Clobazam, Clonazepam, Diazepam, Lorazepam und Midazolam Eingang in die antiepileptische Therapie gefunden.

Diese sind allesamt gut antikonvulsiv wirksam, sollten aber nur über einen kurzen Zeitraum von bis zu ca. drei Monaten gegeben werden, da es sonst zu Gewöhnungseffekten kommt und die Wirkung nachlassen kann. Bei einer Langzeitbehandlung kann es zum Zeitpunkt der Beendigung der Behandlung zur Entzugssymptomatik kommen.

Benzodiazepine sind Notfallmedikamente der ersten Wahl z. B. im Status epilepticus und bei Anfallsserien, da sie sehr schnell wirken und teilweise auch durch Begleitpersonen verabreichbar sind. Benzodiazepine sind gegen alle Anfallsformen gut wirksam. Die Applikation als Notfallmedikament kann sowohl intravenös (Diazepam, Lorazepam und Midazolam), buccal oder sublingual (Lorazepam und Midazolam), rectal (Diazepam) oder nasal (Midazolam) erfolgen.

Benzodiazepine können auch zur kurzzeitigen Therapie bzw. Überbrückung von Phasen mit einer hohen Anfallsgefährdung, z. B. bei der schnellen Umstellung der antiepileptischen Therapie oder Phasen mit Anfallstrigger eingesetzt werden.

Clobazam ist als Zusatztherapie bei Patienten mit verschiedenen Epilepsieformen, die unter eine Standardtherapie nicht anfallsfrei werden, zugelassen oder indiziert. Auch Clonazepam ist vor allem als Zusatztherapie zur Behandlung der meisten Formen der Epilepsie, insbesondere von Absencen, inklusive atypischen Absencen, Lennox-Gastaut-Syndrom sowie myoklonischen und atonischen Anfällen indiziert.

4.2.2 Phenobarbital

Phenobarbital ist eines der ältesten, heute noch eingesetzten Antiepileptika. Phenobarbital wirkt durch Bindung an eine spezifische Stelle des $GABA_A$-Rezeptors und ist in der Lage, auch ohne Bindung von GABA eine Öffnung des Ionenkanals zu induzieren. Die Bindungsstelle unterscheidet sich daher von den Bindungsstellen für GABA selbst und für Benzodiazepine. Wie auch Benzodiazepine, verstärken Barbiturate die GABA-Wirkung am Rezeptor. Im Gegensatz zu Benzodiazepinen erhöhen sie jedoch nicht die Öffnungsfrequenz des $GABA_A$-Rezeptors unter Bindung von GABA, sondern verlängern die Kanalöffnungszeit bei Aktivierung des Rezeptors. Barbiturate blockieren auch AMPA-Rezeptoren, eine Untergruppe der Glutamat-Rezeptoren. Phenobarbital besitzt hypnotische, sedierende und antikonvulsive Wirkeigenschaften.

Phenobarbital weist eine sehr breite Wirksamkeit bei Epilepsie auf. Phenobarbital kann daher sowohl bei fokalen Anfällen als auch primär oder sekundär generalisierten Anfällen eingesetzt werden. Hauptindikation sind Grand-mal-Anfälle und juvenile myoklonische Anfälle (Impulsiv-Petit-Mal). Phenobarbital kann zudem bei therapieresistentem Status epilepticus parenteral eingesetzt werden.

Die Resorption nach oraler oder intramuskulärer Gabe erfolgt nahezu vollständig mit einer Bioverfügbarkeit von 80–100 %. Die Plasmaproteinbindung beträgt 40–60 %, die Plasmahalbwertszeit 49–96 Stunden. Phenobarbital wird zum Großteil in der Leber metabolisiert, nur 10–40 % werden unverändert renal ausgeschieden. Eine Alkalisierung des Harns führt dabei zu einer verminderten tubulären Rückresorption und somit einer vermehrten renalen Elimination. Phenobarbital ist ein starker Induktor des hepatischen Cytochrom-P450-Systems (v. a. CYP1A2, CYP2A6, CYP2B6, CYP2C8, CYP2C9 und CYP3A4) sowie ein Induktor der UDP-Glucuronosyltransferase (UGT) und interagiert daher mit vielen weiteren Arzneimitteln und unterliegt einer Autoinduktion.

Häufigste unerwünschte Effekte von Phenobarbital und oft dosislimitierend sind die Sedierung mit ausgeprägter Müdigkeit, Benommenheit, verringerter Konzentrations- und Reaktionsfähigkeit, Schwindel und Ataxie. Sie tritt in unterschiedlichem Ausmaß bei allen Patienten zu Therapiebeginn auf, meist kommt es bei der Langzeitgabe zu einer Toleranzentwicklung mit geringerer Ausprägung der Sedierung. Weitere häufige Nebenwirkungen sind Schwindelgefühl, Kopfschmerz, kognitive Störungen, depressive Verstimmungszustände sowie paradoxe Erregungszustände bei Kindern und älteren Patienten. Sehr selten kommt es zu schweren Nebenwirkungen an der Haut (u. a. Stevens-Johnson-Syndrom und toxisch epidermale Nekrolyse).

Bei akuten Intoxikationen mit zentraldämpfenden Stoffen oder Alkohol, schwerer Atemdepression, schweren Leber- und Nierenfunktionsstörungen sowie akuter hepatischer Porphyrie ist Phenobarbital kontraindiziert.

4.2.3 Primidon

Primidon ist ein Desoxybarbiturat, es besitzt wie seine Metaboliten Phenobarbital und Phenylethylmalonamid antikonvulsive Wirkungen. Die Wirkung von Primidon ähnelt der von Phenobarbital. Primidon selbst hat jedoch im Gegensatz zu Phenobarbital keinen Effekt auf die postsynaptische Hemmung von GABA.

Sowohl die Indikationen als auch die Nebenwirkungen und Kontraindikationen decken sich zum großen Teil mit denen von Phenobarbital. Primidon wird auch bei generalisierten tonisch-klonischen oder fokalen Anfällen sowie bei Temporallappen-Epilepsie eingesetzt. Auch Primidon ist zur Behandlung von Absenzen nicht geeignet. Primidon ist ebenfalls ein starker Induktor des hepatischen Cytochrom-P450-Systems mit den entsprechenden Arzneimittelinteraktionen.

4.2.4 Stiripentol

Stiripentol erhöht die Konzentration von GABA in bestimmten Gehirnregionen, verstärkt die $GABA_A$-Rezeptor-vermittelte Transmission und erhöht die durchschnittliche Öffnungsdauer der $GABA_A$-Rezeptor-Chloridionenkanäle durch einen Barbiturat-ähnlichen Mechanismus. Stiripentol potenziert die Wirksamkeit anderer Antikonvulsiva wie Carbamazepin, Natriumvalproat, Phenytoin, Phenobarbital und vieler Benzodiazepine aufgrund pharmakokinetischer Interaktionen.

Stiripentol ist als Zusatztherapie in Kombination mit Clobazam und Valproat bei refraktären generalisierten tonisch-klonischen Anfällen bei Patienten mit schwerer myoklonischer Epilepsie im Kindesalter (SMEI, Dravet-Syndrom), deren Anfälle mit Clobazam und Valproat nicht angemessen kontrolliert werden können, zugelassen.

Stiripentol wird nach oraler Gabe gut resorbiert und extensiv metabolisiert. Die Metabolite werden primär renal ausgeschieden. Stiripentol hemmt die Enzyme CYP2C19, CYP3A4 und CYP2D6 und kann daher die Plasmakonzentrationen von anderen Arzneimitteln deutlich erhöhen und so auch das Risiko für unerwünschte Wirkungen steigern.

4.2.5 Tiagabin

Tiagabin ist ein GABA-Analogon und hemmt selektiv den durch den GABA-Transporter GAT-1 vermittelten Reuptake von GABA in Neurone und Gliazellen. Dadurch kommt es zum Anstieg der GABA-Konzentration im synaptischen Spalt, Stabilisierung des Ruhepotenzials und somit zu einer Erschwerung der Erregungsausbreitung von den Schrittmacherzellen aus.

Tiagabin ist zur Zusatzbehandlung mit fokalen Anfällen mit und ohne sekundäre Generalisierung bei Erwachsenen und Jugendlichen ab zwölf Jahren zugelassen, die mit anderen Antiepileptika nicht ausreichend behandelbar sind. Bei primär generalisierten Epilepsieformen v. a. mit Absencen ist Tiagabin nicht wirksam und kann diese sogar verstärken, daher sollte es bei diesen Epilepsieformen nicht eingesetzt werden.

Nach peroraler Gabe wird es rasch mit einer absoluten Bioverfügbarkeit von 89 % resorbiert. Die Proteinbindung beträgt 96 %, die Plasmahalbwertszeit 7–9 Stunden.

Tiagabin wird in der Leber vor allem über CYP3 A und Glucuronidierung zu unwirksamen Metaboliten verstoffwechselt, Anzeichen für eine Induktion oder Inhibition dieser Enzyme liegen jedoch nicht vor.

Häufige Nebenwirkungen sind Schwindel, Tremor, Müdigkeit, Somnolenz, depressive Verstimmungen, Konzentrationsstörungen. Seltenere Nebenwirkungen sind Gesichtsfeldeinschränkungen, Wahnvorstellungen, Störungen der Blutgerinnung und ein non-konvulsiver Status epilepticus.

Bei schweren Leberfunktionsstörungen ist Tiagabin kontraindiziert. Durch enzyminduzierende Antiepileptika wie z. B. Carbamazepin, Phenobarbital oder Phenytoin wird die Biotransformation von Tiagabin beschleunigt.

4.2.6 Vigabatrin

Vigabatrin hemmt selektiv und irreversibel das Enzym GABA-Transaminase, das den Abbau von GABA katalysiert. Dadurch wird die Konzentration des inhibitorischen Neurotransmitters GABA in den Neuronen des Gehirns erhöht. Da die Hemmung irreversibel ist, hält dieser Effekt auch nach Absetzen des Medikaments an, bis neue Enzyme zum Abbau der GABA von den Nervenzellen bereitgestellt werden. Pharmakologisch wirksamer Bestandteil der als Racemat im Handel befindlichen Substanz ist das S-(+)-Enantiomer.

Nach peroraler Gabe wird Vigabatrin rasch und fast vollständig resorbiert, die Bioverfügbarkeit des S-Enantiomers beträgt ca. 50 %, die Plasmahalbwertszeit 5–13 Stunden. Die Substanz bindet nicht an Plasmaproteine. Die Ausscheidung erfolgt primär renal.

Aufgrund der erheblichen Nebenwirkungen wird Vigabatrin nur noch als Reservemittel bei pharmakoresistenten fokalen Anfällen mit oder ohne sekundärer Generalisierung sowie beim West-Syndrom bei solchen Kindern eingesetzt, bei denen dieses als symptomatische Epilepsie im Rahmen einer tuberösen Sklerose auftritt.

In bis zu 40 % der behandelten Erwachsenen kommt es zu teils irreversiblen Einschränkungen des Gesichtsfeldes, die Außenbereiche des Sehfeldes erblinden hierbei, das Sehvermögen zu den Seiten hin nimmt ab. Die Gesichtsfeldausfälle treten unabhängig von der Dosis, der Dauer der Therapie, dem Lebensalter, der Dauer der Epilepsie und der antiepileptischen Begleitmedikation auf.

Diese Nebenwirkung hat dazu geführt, dass Vigabatrin trotz sehr guter Wirksamkeit und ansonsten fast idealen Voraussetzungen in der Epilepsie-Behandlung im Hinblick auf die Verträglichkeit mit anderen Medikamenten inzwischen nur noch bei eher ausweglosen Fällen eingesetzt wird. Als weitere häufige Nebenwirkungen werden Müdigkeit, Tremor, Gleichgewichtsstörungen, Gedächtnisstörungen, Gewichtszunahme, Agitiertheit, Depression und andere psychiatrische Störungen beschrieben.

Besonders vorsichtige Anwendung und strenge Überwachung ist bei Patienten mit eingeschränkter Nierenfunktion, anamnestisch bekannten Psychosen, Depressionen oder Verhaltensstörungen sowie bereits bestehenden klinisch signifikanten Gesichtsfeldeinschränkungen erforderlich.

4.3 Antiepileptika mit anderen Wirkungsmechanismen

4.3.1 Brivaracetam

Brivaracetam bindet spezifisch und mit hoher Affinität an das synaptische Vesikelprotein 2 A (SV2 A), dass die Exozytose von Neurotransmittern moduliert. Brivaracetam interagiert zusätzlich mit spannungsabhängigen Na^+-Kanälen im Zentralnervensystem. Insgesamt wirkt die Substanz antiepileptisch und antikonvulsiv.

Nach peroraler Gabe wird Brivaracetam rasch resorbiert mit einer absoluten Bioverfügbarkeit von nahezu 100 %. Es findet nur eine geringe Bindung an Plasmaproteine statt. Die Metabolisierung von Brivaracetam erfolgt primär über eine CYP-unabhängige Hydrolyse sowie eine über CYP2C19 vermittelte Hydroxylierung. Die Metabolite sind pharmakologisch nicht aktiv.

Bislang ist Brivaracetam, als eher neue Substanz, in Deutschland nur zur Zusatzbehandlung fokaler Anfälle mit oder ohne sekundäre Generalisierung bei Erwachsenen, Jugendlichen und Kindern ab vier Jahren mit Epilepsie zugelassen. Brivaracetam steht sowohl für die parenterale als auch orale Therapie zur Verfügung.

Insgesamt ist Brivaracetam gut verträglich. Die häufigsten Nebenwirkungen sind Somnolenz, Schwindelgefühle, Fatigue und gastrointestinale Beschwerden. Auch psychische Störungen wie Depression, Angst und Reizbarkeit wurden beschrieben.

4.3.2 Cannabidiol

Die genauen Mechanismen der antikonvulsiven Wirkung von Cannabidiol beim Menschen sind nicht bekannt. Cannabidiol übt seine antikonvulsive Wirkung jedoch nicht durch Wechselwirkungen mit Cannabinoidrezeptoren aus.

Cannabidiol als Lösung (Epidyolex®) ist in Kombination mit Clobazam zur adjuvanten Behandlung vom Dravet-Syndrom und Lennox-Gastaut-Syndrom bei Kindern ab zwei Jahren zugelassen.

Die häufigsten Nebenwirkungen der Therapie sind Somnolenz, verminderter Appetit, Diarrhö, Fieber, Müdigkeit und Erbrechen. Cannabidiol verursacht zudem dosisbezogene Erhöhungen der hepatischen Transaminasen, gerade zu Therapiebeginn ist eine regelmäßige Kontrolle der Leberwerte daher erforderlich.

4.3.3 Felbamat

Der genaue Wirkmechanismus von Felbamat ist bisher nicht bekannt. Felbamat scheint die Glycinbindungsstelle des NMDA-Rezeptors zu blockieren und zusätzlich die GABAerge Erregungsübertragung zu verstärken. Felbamat scheint sowohl die Krampfschwelle zu erhöhen als auch die Ausbreitung epileptischer Aktivität zu hemmen.

Die Resorption erfolgt relativ rasch mit einer Bioverfügbarkeit von mehr als 90 %. Die Metabolisierung erfolgt teilweise in der Leber über vor allem CYP3A4 zu unwirksamen Metaboliten, ca. 50 % des Felbamats werden unverändert renal ausgeschieden. Die Plasmahalbwertszeit liegt bei 15–23 Stunden.

Aufgrund der schwerwiegenden Nebenwirkungen ist Felbamat in Deutschland nur noch als Zusatztherapie von Patienten mit refraktärem Lennox-Gastaut-Syndrom zugelassen, wenn keine alternative Behandlung zur Verfügung steht.

Unter der Behandlung mit Felbamat werden vermehrt Bluterkrankungen, darunter aplastische Anämien (1:4.000; ca. 30 % letal) und schwere Leberfunktionsstörungen bis hin zum akuten Leberversagen (bis 30 % mit tödlichen Verläufen), beobachtet. Die Fälle von aplastischer Anämie wurden im Zeitraum zwischen zwei und zwölf Monaten nach Therapiebeginn mit Felbamat diagnostiziert. Dementsprechend sind Blutbild- und Transaminasenkontrollen alle zwei Wochen unter Therapie erforderlich. Die Patienten müssen vor Behandlungsbeginn über diese Risiken eingehend aufgeklärt werden. Bei Patienten mit bekannten Blut- oder Lebervorerkrankungen ist Felbamat kontraindiziert.

Weitere häufige Nebenwirkungen sind Übelkeit/Erbrechen, Anorexie, Gewichtsverlust, Schwindel, Kopfschmerzen, Schlafstörungen, Müdigkeit und Doppeltsehen.

Felbamat erhöht die Spiegel der Begleitantiepileptika Carbamazepin, Phenytoin, Phenobarbital und/oder Valproinsäure, daher soll deren Dosis bei Behandlungsbeginn um 20–30 % reduziert werden. Carbamazepin und Phenytoin senken andererseits die Felbamatspiegel im Blut um bis zu 20 %.

4.3.4 Gabapentin

Gabapentin ist ein Strukturanalogon zu GABA. Trotzdem besitzt es keine direkten oder indirekten GABA-Wirkungen, da es keine Affinität zu GABA-Rezeptoren oder Benzodiazepin-Rezeptoren hat. Die antikonvulsive Wirkung erfolgt wohl primär über eine Bindung an die alpha2-delta-Untereinheiten von spannungsabhängigen L-Typ-Calciumkanälen und deren Blockade. Zudem kann Gabapentin die Spiegel von GABA über eine Aktivierung der Glutamatdecarboxylase, das die GABA-Synthese katalysiert, erhöhen. Die Substanz wirkt antikonvulsiv und analgetisch bei neuropathischen Schmerzen.

Nach peroraler Gabe wird Gabapentin relativ rasch mittels eines Aminosäuretransporters, der einer Sättigungskinetik unterliegt, mit einer Bioverfügbarkeit von nur 50–60 % resorbiert. Gabapentin wird nicht metabolisiert und führt nicht zu einer Induktion oder Inhibition des Cytochrom-P450-Systems. Es bindet auch nicht an Plasmaproteine. Die Eliminationshalbwertszeit liegt bei 5–9 Stunden. Die Ausscheidung erfolgt ausschließlich renal. Bei eingeschränkter Nierenfunktion muss die Dosis reduziert werden. Im Gegensatz zu vielen anderen Antiepileptika muss Gabapentin dreimal am Tag eingenommen werden.

Gabapentin ist als Monotherapeutikum und zur Zusatztherapie bei einfachen und komplexen fokalen Anfällen ohne oder mit sekundärer Generalisierung zugelassen. Außer als Antiepileptikum wird Gabapentin vor allem zur Therapie neuropathischer Schmerzen eingesetzt.

Gabapentin ist insgesamt gut verträglich. Die häufigsten Nebenwirkungen sind Sedierung, Müdigkeit, Schwindel, Übelkeit, Ataxie, Gewichtszunahme sowie Verhaltensauffälligkeiten (z. B. Reizbarkeit). Gabapentin wurde mit schwerer Atemdepression in Verbindung gebracht. Patienten mit einer beeinträchtigten Atemfunktion oder bei gleichzeitiger Einnahme von anderen atemdepressiv wirkenden Arzneimitteln haben ein höheres Risiko für diese Nebenwirkung. Bei klinischen Symptomen einer Pankreatitis muss das Medikament abgesetzt werden.

Gabapentin kann in Kombination mit anderen Antiepileptika verabreicht werden, ohne dass eine Änderung der Plasmakonzentrationen von Gabapentin oder der Serumkonzentrationen der anderen Antiepileptika zu befürchten ist. Gleichzeitige Einnahme mit magnesium- oder aluminiumhaltigen Antazida verringern die Resorption von Gabapentin.

4.3.5 Levetiracetam

Der primäre Wirkungsmechanismus beruht auf der Bindung an das synaptische Vesikelprotein 2 A, dass die Exozytose von Neurotransmittern moduliert. Levetiracetam beeinflusst zusätzlich die intraneuronalen Ca^{2+}-Spiegel, indem der durch N-Typ-Kanäle vermittelte Ca^{2+}-Strom partiell gehemmt sowie die Freisetzung von Ca^{2+} aus intraneuronalen Speichern vermindert werden.

Levetiracetam wird rasch und annähernd vollständig (>95 %) resorbiert, bindet fast nicht an Plasmaproteine und wird kaum in der Leber metabolisiert. Es interagiert nicht mit CYP- oder UGT-Isoenzymen. Die Ausscheidung erfolgt mit ca. 95 % der Dosis hauptsächlich renal mit einer Plasmahalbwertszeit von 5–8 Stunden.

Levetiracetam ist ein Breitspektrum-Antiepileptikum und zugelassen als Monotherapie bei fokalen Anfällen mit oder ohne sekundärer Generalisierung bei Patienten über 16 Jahre sowie als Zusatztherapie bei Kindern ab einem Monat bei dieser Epilepsieform. Zugelassen ist es zudem als Zusatztherapie für juvenile myoklonische Epilepsie (Janz-Syndrom) und primär generalisierten tonisch-klonischen Anfällen im Rahmen einer idiopatisch generalisierten Therapie jeweils bei Kindern ab zwölf Jahren.

Levetiracetam zeichnet sich durch eine recht gute Verträglichkeit aus. Zu den häufigsten möglichen unerwünschten Wirkungen gehören Müdigkeit, Schläfrigkeit, Schwindel, Asthenie, Kopfschmerzen sowie Verhaltensänderungen. Die Nebenwirkungen sind meist mild bis moderat ausgeprägt und treten vor allem zu Beginn der Therapie auf.

Levetiracetam besitzt im Unterschied zu den traditionellen Antiepileptika ein geringes Potenzial für Arzneimittel-Wechselwirkungen.

4.3.6 Pregabalin

Wie Gabapentin ist auch Pregabalin ein Strukturanalogon von GABA, besitzt jedoch auch keine GABA-Wirkungen. Die antikonvulsive Wirkung erfolgt wohl ebenso primär über eine Bindung an die alpha2-delta-Untereinheiten von spannungsabhängigen L-Typ-Calciumkanälen und deren Blockade, wodurch die Calciumkanäle geschlossen werden, der Calcium-Influx an den Nervenendigungen reduziert und die Freisetzung exzitatorischer Neurotransmitter wie Glutamat, Noradrenalin und

Substanz P vermindert wird. Die Substanz P wirkt antikonvulsiv, anxiolytisch und analgetisch bei neuropathischen Schmerzen.

Pregabalin wird sehr rasch (t_{max} ca. 1 Stunde) und zu ca. 90 % resorbiert. Es bindet nicht an Plasmaproteine. Pregabalin wird ohne nennenswerte Metabolisierung mit einer mittleren Halbwertszeit von 6,3 Stunden hauptsächlich renal ausgeschieden. Bei eingeschränkter Nierenfunktion muss die Dosis reduziert werden.

Pregabalin ist zugelassen bei Erwachsenen als Zusatztherapie bei Epilepsie zur Behandlung fokaler Anfälle mit und ohne sekundärer Generalisierung. Pregabalin wird häufig zur Behandlung von peripheren und zentralen neuropathischen Schmerzen eingesetzt.

Die häufigsten Nebenwirkungen von Pregabalin sind Benommenheit und Schläfrigkeit, Kopfschmerzen, Appetit- und Gewichtszunahme, Stimmungsänderungen, Ataxie, verschwommenes Sehen und Schwindel. Fälle von Pregabalinmissbrauch sind beschrieben und einige Patienten entwickeln beim Absetzen Entzugssymptome.

4.3.7 Retigabin

Retigabin wirkt vorwiegend durch Öffnung der neuronalen K^+-Kanäle KCNQ2 und KCNQ3, die bei mehreren Epilepsieformen mutiert sind. Die Stabilisierung des Ruhemembranpotenzials durch Retigabin führt zu einer Kontrolle der elektrischen Erregbarkeit der Neuronen im Sub-Schwellenbereich, wodurch die Auslösung von epileptiformen Aktionspotenzial-Entladungen verhindert wird.

Retigabin war als Zusatztherapie für fokale Krampfanfälle mit oder ohne sekundäre Generalisierung indiziert. In 2017 wurde Retigabin jedoch aus wirtschaftlichen Gründen vom Markt genommen und steht seitdem nicht mehr zur Verfügung.

4.3.8 Sultiam

Sultiam hemmt die zentrale Carboanhydrase und scheint so Einfluss auf die Homöostase der erregenden und hemmenden Neurotransmitter zu nehmen. Sultiam ist ein schwächerer Carboanhydrasehemmer als Acetazolamid. Die Hemmung der Carboanhydrase bewirkt eine Gewebsübersäuerung, wodurch die Erregbarkeit der Nervenzellen abnimmt. Die antikonvulsiven Eigenschaften des Sultiam ähneln denen von Acetazolamid. Ferner reduziert Sultiam den Natriumeinstrom in die Nervenzellen und reduziert so ihre Erregbarkeit.

Sultiam wird nach peroraler Gabe relativ rasch und vollständig resorbiert. Sultiam wird teilweise in der Leber metabolisiert (inaktiver Hauptmetabolit: Hydroxy-Sultiam) und überwiegend renal als Metabolit und unverändert (30–60 % der Dosis) ausgeschieden. Die Plasmahalbwertszeit weist mit 2–16 Stunden große interindividuelle Unterschiede auf.

Sultiam wird vorwiegend bei der Rolando-Epilepsie (gutartige Epilepsieform im Kindesalter mit großer Selbstheilungstendenz) eingesetzt.

Als häufigste Nebenwirkung treten Magenbeschwerden auf. Zudem werden Parästhesien, Kopfschmerzen, Schläfrigkeit, Schwindel, Doppelbilder, Gewichtsverlust sowie dosisabhängig anfallsartige Atemstörungen (Hyperpnoe, Tachypnoe) beobachtet. Das Risiko einer Nierensteinbildung kann durch ausreichende Trinkmengen reduziert werden.

Sultiam darf nicht bei Überempfindlichkeit gegen Sulfonamide sowie einer akuten Porphyrie, Hyperthyreose und arterieller Hypertonie angewendet werden.

Bei einer Kombination von Sultiam mit Phenytoin wird der Phenytoin-Metabolismus in der Leber gehemmt und dadurch der Phenytoin-Plasmaspiegel deutlich erhöht. Auch der Lamotrigin-Spiegel kann bei gleichzeitiger Gabe ansteigen. Die Intensität der Sultiam-Nebenwirkungen kann in der Kombination mit Primidon zunehmen.

4.3.9 Topiramat

Topiramat ist ein substituiertes Monosaccharid und unterscheidet sich strukturell von allen anderen Antiepileptika. Der Wirkungsmechanismus von Topiramat ist komplex. Topiramat bewirkt eine zustandsabhängige Blockade des Natriumkanals, moduliert einen für Benzodiazepine nicht sensitiven Subtyp des $GABA_A$-Rezeptors sowie bestimmte spannungsabhängige Calcium-Kanäle (Kainat) und bewirkt eine schwache Hemmung gewisser Isoenzyme der Carboanhydrase.

Topiramat wird nach peroraler Gabe relativ gut mit einer Bioverfügbarkeit von ca. 80 % resorbiert. Die Plasmahalbwertszeit beträgt ca. 21 Stunden. Topiramat wird nur in geringem Umfang in der Leber metabolisiert und überwiegend unverändert renal ausgeschieden.

Topiramat ist zugelassen für die Monotherapie bei Erwachsenen und Kindern ab sechs Jahren mit fokalen Krampfanfällen mit oder ohne sekundär generalisierten Anfällen und primär generalisierten tonisch-klonischen Anfällen sowie zur Zusatztherapie bei Kindern ab zwei Jahren und Erwachsenen bei diesen Epilepsieformen und zur Behandlung von Anfällen, die mit dem Lennox-Gastaut-Syndrom assoziiert sind. Es ist bei generalisierten Anfällen etwa gleich gut wirksam wie Valproat.

Zu den häufigsten unerwünschten Wirkungen gehören kognitive Störungen, Gewichtsabnahme, Müdigkeit, Sedierung, Kopfschmerzen, Schwindel, Parästhesien, Fatigue und Depression. Gelegentlich kommt es zur Bildung von Nierensteinen (erhöhtes Risiko bei Komedikation mit Triamteren). Daher sollte auf ausreichende Flüssigkeitszufuhr geachtet werden.

Topiramat zeigt teratogene Wirkungen, daher wird empfohlen, bei Frauen im gebärfähigen Alter alternative therapeutische Optionen in Betracht zu ziehen oder entsprechend wirksame Verhütungsmethoden anzuwenden.

Phenytoin und Carbamazepin beschleunigen den Abbau von Topiramat. Topiramat hemmt das Enzym CYP2C19, daher kommt es bei gleichzeitiger Therapie mit Phenytoin gelegentlich zum Anstieg der Phenytoin-Konzentration.

5. Leitlinien-konforme Pharmakotherapie der Epilepsie

Das generelle Ziel der Behandlung bei Epilepsien ist die völlige Anfallsfreiheit bei möglichst guter Verträglichkeit der eingesetzten Medikamente und sonstigen Therapien. Die Verträglichkeit bei Medikamenten bezieht sich dabei sowohl auf die pharmakokinetischen und pharmakodynamischen Nebenwirkungen wie dosisabhängige Müdigkeit, Schwindel, Doppelbilder, kognitive Einschränkungen sowie auf idiosynkratische Nebenwirkungen, die weitgehend dosisunabhängig sind (z. B. Leberversagen bei Valproinsäure, allergische Hautreaktionen, spezifische kognitive Effekte) sowie die Interaktionen mit der weiteren Medikation des Patienten.

Nach dem ersten epileptischen Anfall kann, nach mehreren Anfällen sollte eine Therapie der Epilepsie begonnen werden, sofern es sich nicht um akut symptomatische Anfälle handelt.

Ein einziger epileptischer Anfall ohne Zusatzbefund stellt nur bei Wunsch des Patienten eine Indikation für eine antiepileptische Therapie dar. Bei sehr seltenen oder nicht als belastend empfundenen Anfällen sollte die Nutzen/Risiko-Abwägung einer Therapie auch unter Adherence und sozialmedizinischen Gesichtspunkten stattfinden.

Die Entscheidung, eine medikamentöse Therapie bereits nach dem ersten unprovozierten epileptischen Anfall zu beginnen, wird sinnvollerweise auf der Basis folgender Punkte individualisiert:

- Risiko für einen weiteren epileptischen Anfall
- Nutzen eines sofortigen Therapiebeginns versus Therapiebeginn nach einem weiteren epileptischen Anfall
- Nebenwirkungsprofil der Therapieoptionen unter Berücksichtigung der Komorbiditäten, Komedikation und Alter des Patienten
- Patientenpräferenzen

Das Risiko für einen zweiten Anfall ist vor allem zu Beginn der ersten zwei Jahre nach dem ersten Anfall am größten. Das Risiko für weitere Anfälle ist höher bei Patienten mit eindeutig epilepsietypischen EEG-Veränderungen und/oder epileptogenen Läsionen im MRT sowie einem auffälligen klinisch neurologischen Untersuchungsbefund. Bei Patienten mit einem deutlich erhöhten Risiko für weitere epileptische Anfälle sollte ein sofortiger Therapiebeginn erwogen und mit dem Patienten besprochen werden.

Die pharmakologischen Therapiemöglichkeiten sind vielfältig. Gerade in den letzten Jahren sind nochmal einige neue Antiepileptika mit neuen Wirkmechanismen auf den Markt gekommen. Für viele bislang in der Zusatz-Therapie eingesetzte Medikamente wurde in Studien auch ihr Vorteil in der Monotherapie belegt und die Zulassung entsprechend erweitert.

Weitere nicht medikamentöse Therapien wie operative Methoden bzw. Stimulationsverfahren (Vagusnerv-, tiefe Hirnstimulation) geben dem Arzt bei unzureichendem Ansprechen auf Medikamente weitere Optionen an die Hand.

Patienten werden aufgrund ihrer erhöhten Neigung zu epileptischen Anfällen bzw. aufgrund ihrer erniedrigten Krampfschwelle therapiert. Antiepileptika wirken lediglich als »Anfallsblocker« und sollen die Krampfbereitschaft senken. Daher muss die Dauertherapie mit Antikonvulsiva vom Arzt patientenindividuell geplant und kontrolliert sowie mögliche Interaktionen und Nebenwirkungen in die Auswahl mit einbezogen werden. Grundsätzlich sind bei der Auswahl der Arzneimittel in der medikamentösen Epilepsie-Therapie folgende Punkte von Bedeutung:

- Wirksamkeit bei der diagnostizierten Epilepsieform
- Interaktionen mit der Begleitmedikation: es sollten Antiepileptika ohne Interaktionspotenzial oder nur einem geringen Interaktionspotenzial vorgezogen werden
- Verträglichkeit: das potenzielle Nebenwirkungsrisiko sollte so gering wie möglich sein
- Pharmakokinetische Aspekte insbesondere bei Nieren- und Leberfunktionsstörungen sollte berücksichtigt werden
- spezifische Patientenbedürfnisse (Alter, Frauen mit Kinderwunsch, Gesundheitsrisiken z. B. Osteoporose, Komorbiditäten, Übergewicht etc.)
- Preis
- Zulassungsstatus (aus rechtlichen Gründen)

Insgesamt stehen mehr als 20 Medikamente zur Anfallsbehandlung zur Verfügung (s.a. Tab. 4).

Die am häufigsten in der Dauertherapie eingesetzten Antiepileptika in Deutschland sind derzeit Levetiracetam, Valproinsäure, Gabapentin, Carbamazepin, Lamotrigin sowie Pregabalin, das sowohl in der antiepileptischen Therapie als auch der Schmerztherapie häufig eingesetzt wird.

Das Verordnungsprofil der Antiepileptika hat sich in den letzten Jahren grundlegend geändert. Die Verordnungszahlen älterer Antiepileptika sind aufgrund des insgesamt größeren Interaktions- und Nebenwirkungspotenzials deutlich zurückgegangen, die immer breitere Zulassung der neueren Antiepileptika hat auch zu dem häufigeren Einsatz beigetragen.

Bei der Auswahl der Medikamente, insbesondere zu Therapiebeginn, spielt außerhalb der idiopathisch-generalisierten Epilepsien oder spezieller Syndrome die Wirksamkeit eines Medikaments eine untergeordnete Rolle, da sich in klinischen Studien die meisten zugelassenen Antiepileptika in ihrer Wirksamkeit nicht relevant voneinander unterscheiden. Allgemein werden in der primären Therapie vor allem die Antiepileptika eingesetzt, mit denen am ehesten Anfallsfreiheit bei möglichst guter Verträglichkeit erwartet werden kann. Die individuelle Situation und Präferenzen der Patienten sollten bei der Entscheidung berücksichtigt werden, um die Adherence während der Dauertherapie zu verbessern.

5.1 Monotherapie

Bei einer Indikation für eine antikonvulsive Therapie sollte immer initial eine Monotherapie mit einem Antiepileptikum der ersten Wahl für die jeweilige Epilepsieform begonnen werden. Dies erleichtert zum einen die Bewertung der Wirksamkeit und Nebenwirkungen unter der Therapie und zum anderen wird die Adherence der Patienten durch eine Monotherapie verbessert. Die Wirksamkeit der verschiedenen Wirkstoffe Lamotrigin, Levetiracetam, Carbamazepin, Gabapentin, Oxcarbazepin, Topiramat, Valproinsäure und Zonisamid bei fokaler Epilepsie ist vergleichbar. Evidenzbasierte Belege zu einer Überlegenheit bestimmter Antiepileptika gegenüber anderen aus klinischen Studien fehlen weitgehend, vielmehr waren die Unterschiede in der Wirksamkeit in den bisherigen klinischen Untersuchungen sehr klein oder nicht vorhanden. Daher sollte überlegt werden, welcher Wirkstoff für den jeweiligen Patienten die folgenden Kriterien am besten erfüllt:

- gut wirksam
- gut verträglich und ggf. positive Nebeneffekte nutzbar (z. B. Gewichtsabnahme bei Adipositas)
- keine oder nur wenig Interaktionen mit anderen Medikamenten
- gut handhabbar im Alltag (Dosisfrequenz, therapeutische Breite, etc.)

Derzeit werden bei fokalen Epilepsien Lamotrigin und Levetiracetam als Mittel der ersten Wahl nach den Leitlinien empfohlen. Dies trifft sowohl für die Erstlinientherapie in Monotherapie bei neu diagnostizierter Epilepsie als auch für die zweite Therapie bei unzureichender Ersttherapie zu. Insbesondere Levetiracetam weist gegenüber den klassischen Antiepileptika Vorteile in der Praxis auf, da die Substanz nicht metabolisiert wird und somit wenig Interaktionspotenzial besitzt sowie eine schnelle Aufdosierung ermöglicht.

Alternativ können Carbamazepin, Gabapentin, Oxcarbazepin, Topiramat, Valproinsäure oder Zonisamid in Monotherapie eingesetzt werden. Zu beachten ist dabei, dass Carbamazepin als Enzyminduktor und Valproinsäure als Enzyminhibitor und problematisches Medikament in einer Schwangerschaft bei Patienten mit entsprechender Komedikation bzw. in bestimmten Lebensphasen nicht als Mittel der ersten Wahl gelten.

Unter einer Monotherapie mit dem ersten Antiepileptikum wird ca. die Hälfte aller behandelten Patienten anfallsfrei. Nach der ersten Monotherapie ist es bei unzureichender Anfallskontrolle am sinnvollsten, einen anderen Wirkstoff aus der Liste möglichst mit einem anderen Wirkungsmechanismus einzusetzen. Die Umsetzung auf ein zweites Medikament hat bei nicht ausreichender Wirkung der Ersttherapie eine Erfolgschance von etwa 10–15 %.

Bei generalisierten oder unklassifizierbaren Epilepsien kann hinsichtlich des Wirksamkeits- und Nebenwirkungsprofils eine Überlegenheit der Valproinsäure gegenüber Topiramat und Lamotrigin festgestellt werden. Die Unterschiede zu Topiramat lagen dabei nicht in der Wirksamkeit, sondern in der besseren Verträglichkeit von Valproinsäure, während Valproinsäure und Topiramat etwas besser wirksam war als Lamotrigin. Als Alternative für eine Monotherapie kann Levetiracetam in Erwägung gezogen werden, da in klinischen Untersuchungen zur Wirksamkeit nur geringe Unterschiede zu Valproinsäure festgestellt werden konnten. Berücksichtigt werden muss allerdings der Zulassungsstatus von Levetiracetam, das sowohl bei idiopathisch-generalisierten Epilepsien als auch juveniler myoklonischer Epilepsie nur eine Zulassung als add-on-Therapie hat.

Aufgrund seiner besseren Verträglichkeit und des Zulassungsstatus wird Valproinsäure als Mittel erster Wahl bei idiopathisch-generalisierten Epilepsien angesehen, sofern nicht individuelle Aspekte wie z. B. Frauen mit Kinderwunsch berücksichtigt werden müssen. Bei Frauen im gebärfähigen Alter und weiblichen Jugendlichen ist eine Monotherapie mit Levetiracetam oder Lamotrigin als Ersttherapie in Erwägung zu ziehen.

5.2 Kombinationstherapien

In der Praxis versucht man, zunächst Erfahrungen mit einigen wenigen Antiepileptika in der Monotherapie als Erst- und potenziell Zweittherapie zu sammeln. Erst bei Nichtansprechen auf die Monotherapie wird üblicherweise ein zweites Medikament mit einem anderen Wirkungsmechanismus als Add-on-Therapie hinzugegeben. Polytherapien mit drei oder mehr Medikamenten sollten möglichst vermieden werden.

Kombinationstherapien bedeuten insgesamt ein erhöhtes Risiko für Unverträglichkeiten und Interaktionen, vor allem wenn die pharmakokinetischen Eigenschaften der Wirkstoffe dies begünstigen.

Bei der Auswahl der zu kombinierenden Substanzen sind einige Interaktionspotenziale zu beachten: Carbamazepin, in geringerem Umfang auch Oxcarbazepin, Eslicarbazepin, Phenytoin und Barbiturate sind hepatische Enzyminduktoren, daher werden über einen beschleunigten Metabolismus die Serumspiegel von Valproinsäure, Lamotrigin, Topiramat und Tiagabin gesenkt. Valproinsäure ist dagegen ein Enzyminhibitor und erhöht den Serumspiegel von z. B. Lamotrigin und Phenobarbital deutlich.

Benzodiazepine, Gabapentin, Pregabalin, Ethosuximid, Lacosamid, Levetiracetam, Brivaracetam, Zonisamid und Sultiam zeigen keine oder nur geringfügige, klinisch nicht relevante Interaktionen mit anderen Antikonvulsiva. Aus Gründen der besseren Verträglichkeit haben sich zudem Kombinationen bewährt, die auf unterschiedlichen Wegen eliminiert werden.

6. Besondere Patientengruppen

Für besondere Behandlungssituationen (ältere Patienten, Frauen mit Kinderwunsch, Patienten mit Komorbiditäten) sind manche Antiepileptika besser geeignet als andere. Daher sind individuelle Belange des Patienten bei der Therapieplanung vorrangig zu berücksichtigen.

6.1 Ältere Patienten

Jenseits des 60. Lebensjahres beginnen ein Drittel aller Neuerkrankungen an Epilepsie. Gerade in dieser Altersgruppe kann die Behandlung mit Antiepileptika durch eine veränderte Pharmakokinetik und Pharmakodynamik sowie eine Reihe von Komorbiditäten besonders nebenwirkungsreich sein. Die Priscus-Liste (Liste von Arzneimitteln, die für ältere Patienten potenziell ungeeignet sind) kann hierfür eine wichtige Hilfestellung bieten. Zudem ist die Ausgangskonstitution des Patienten zu berücksichtigen. Bei dementen Patienten kann sich zudem ein Problem hinsichtlich einer zusätzlichen Verlangsamung und Vergesslichkeit durch die Einnahme von Antiepileptika ergeben.

Generell lassen sich einige Empfehlungen aussprechen:

- Die wichtigsten altersbedingten physiologischen Veränderungen sind eine verminderte Leber- und Nierenfunktion. Daher sollte bei höherem Lebensalter niedriger dosiert und weniger schnell auftitriert werden als bei jüngeren Patienten. Eine bereits bestehende Therapie wird mit zunehmendem Alter in der Dosis angepasst werden müssen.
- Carbamazepin und Phenytoin sind aufgrund des Interaktionspotenzials bei älteren Patienten mit Komedikation weniger geeignet
- Carbamazepin, Oxcarbazin und Eslicarbazin erhöhen das Risiko für eine symptomatische Hyponatriämie vor allem bei Patienten mit einer Therapie mit SSRI oder Diuretika
- Topiramat und Zonisamid sind vor allem in Kombination mi Metformin mit dem vermehrten Auftreten von metabolischen Acidosen assoziiert
- Gabapentin und Oxcarbazepin kann myoklonische Anfälle bei älteren Patienten mit schwerer Demenz induzieren.

Insgesamt werden Lamotrigin, Levetiracetam, Brivaracetam, Gabapentin, Lacosamid, Perampanel und Topiramat von älteren Patienten in der Regel eher gut vertragen. Lamotrigin und Levetiracetam gelten als Mittel erster Wahl für die Behandlung fokaler Anfälle auch bei älteren Patienten.

6.2 Therapie bei Frauen im gebärfähigen Alter oder Frauen mit Kinderwunsch

Die Interaktionen der antiepileptischen Medikation mit den gängigen oralen Kontrazeptiva sowie die Möglichkeit und Risiken einer Schwangerschaft unter einer antiepileptischen Therapie sollte bei jungen Frauen bzw. weiblichen Jugendlichen bereits zu Therapiebeginn mit den Patientinnen besprochen und in der Therapieplanung berücksichtigt werden.

Vor allem Carbamazepin, Eslicarbazepin, Felbamat, Oxcarbazepin, Perampanel, Phenytoin, Phenobarbital, Primidon und Topiramat (in Dosen >200 mg/Tag) interferieren mit der Wirksamkeit oraler hormoneller Kontrazeptiva, so dass alternative Verhütungsmethoden angewendet werden sollten. Dagegen bestehen zwischen Brivaracetam, Ethosuximid, Gabapentin, Lacosamid, Lamotrigin, Levetiracetam, Pregabalin, Valproinsäure und Zonisamid und oralen Kontrazeptiva nur geringe oder keine Interaktionen.

6.3 Epilepsie und Schwangerschaft

Das Risiko einer Fehlbildung ist bei Kindern von Epileptikerinnen höher als bei Kindern gesunder Frauen. Das trifft bereits auf unbehandelte Epileptikerinnen zu, jedoch umso mehr unter einer Therapie mit Antiepileptika, da bestimmte Antiepileptika ein embryotoxisches und teratogenes Potenzial besitzen. Auswertungen aus verschiedenen größeren Schwangerschaftsregistern zeigen mittlerweile deutlich, welche Wirkstoffe mit einem höheren Risiko für die Entwicklung von Fehlbildungen assoziiert sind. Zum Entstehen von Fehlbildungen tragen sowohl wirkstoffbezogene als auch genetische Faktoren bei.

Kinder von Müttern, die mit Valproinsäure behandelt werden, unterliegen dabei dem höchsten Risiko für Fehlbildungen. Dieser Effekt korreliert zudem mit der eingesetzten Dosis. Aber auch der Einsatz von Phenytoin und Phenobarbital ist mit einem deutlich erhöhten Risiko sowie Carbamazepin, Pregabalin, Topiramat und Zonisamid mit einem moderat erhöhten Risiko für Fehlbildungen assoziiert. Dagegen liegt das Risiko für Fehlbildungen unter einer Therapie mit Lamotrigin, Levetiracetam und Oxcarbazepin nur knapp über dem Niveau der Allgemeinbevölkerung.

Eine Therapie mit höheren Dosierungen bzw. eine antiepileptische Kombinationstherapie führt zu einer erhöhten Rate von Entwicklungsstörungen bzw. Fehlbildungen. Das scheint auch auf die neueren Antiepileptika zuzutreffen.

Um das Risiko einer Fehlbildung des Kindes zu reduzieren, wird geraten, die Therapie vor der Schwangerschaft in Rücksprache mit dem behandelnden Neurologen möglichst auf eine Monotherapie mit Wirkstoffen umzustellen, die ein geringes Risiko gezeigt haben und die jeweils niedrigste wirksame Dosis einzusetzen. Nach derzeitigem Kenntnisstand ist eine Monotherapie mit Lamotrigin oder Levetiracetam, wenn es ausreichend wirksam ist, Mittel der Wahl.

Doch nicht jedes Antiepileptikum ist für jede Epilepsieform und jede Patientin gleichermaßen geeignet. Da die Krampfanfälle auch das Kind gefährden, sollte jeweils eine sorgfältige, individuelle Nutzen-Risiko-Abwägung der antiepileptischen Therapie erfolgen. Eine Schwangerschaft stellt keine Indikation zum Abbruch einer Therapie mit Antiepileptika dar.

Die nachweislich erhöhte Teratogenität durch Valproinsäure und ihr negativer Einfluss auf die kognitive Entwicklung des Embryos hat die Europäische Arzneimittel-Agentur (EMA) zu der deutlichen Empfehlung veranlasst, den Einsatz auf die Fälle zu begrenzen, bei denen Valproinsäure unverzichtbar ist. Eine spezielle Beratung bei Valproinsäure ist obligat. Es gilt für Valproinsäure eine Niedrig-Dosis-Empfehlung (weniger als 1000 mg Tagesdosis, möglichst immer in retardierter Form und mit häufigerer Einnahmefrequenz).
Zudem sind noch folgende Punkte wichtig:

- Teratogene Effekte entstehen nur bis zur 12. Schwangerschaftswoche, da danach die Organanlage weitestgehend abgeschlossen ist. Eine Umstellung der Therapie im ersten Trimenon sollte möglichst nicht erfolgen.
- Zur Risikoreduktion von Fehlbildung sollten eine Substitution mit Folsäure ab mindestens einem Monat vor der geplanten Schwangerschaft bis zum Ende des ersten Trimenons erfolgen.
- Unter der Schwangerschaft können sich die Spiegel der Antiepileptika durch eine veränderte Clearance deutlich verschieben (z. B. bei Lamotrigin, Levetiracetam und Oxcarbazepin), sodass vor allem ab dem 2. Trimester erhöhte Dosierungen und engmaschige Kontrollen wichtig werden.

6.4 Empfehlung bei antidepressiv zu behandelnden Epilepsiepatienten

Depression und Angsterkrankungen sind häufige Komorbiditäten bei Epilepsiepatienten. Die Diagnose und Behandlung der psychiatrischen Begleiterkrankungen ist für die Lebensqualität der Patienten sehr bedeutsam. In den Fachinformationen vieler Antidepressiva wird auf eine erhöhte Neigung zu epileptischen Anfällen hingewiesen, was zu einer Verunsicherung von Ärzten und Patienten führen kann. Die Bedenken, dass bei der Einnahme regulärer Dosen von Antidepressiva die Anfallsfrequenz zunehmen könnte, konnte in Untersuchungen bislang jedoch nicht bestätigt werden. In den Leitlinien wird daher zu einer adäquaten antidepressiven Therapie bei depressiven Epilepsie-Patienten geraten.

7. Therapie des Status epilepticus

Ein Status epilepticus aller Epilepsieformen erfordert eine sofortige Therapie. Als Initialtherapie aller Statusformen wird primär eine intravenöse Gabe von Lorazepam empfohlen. Ist eine sofortige intravenöse Therapie nicht möglich, kann alternativ die Applikation von Midazolam oder Lorazepam intranasal oder buccal sowie Diazepam rektal erfolgen.

Ist eine Therapie mit Benzodiazepinen nicht ausreichend oder nicht erfolgreich, sollte eine intravenöse Therapie mit Valproinsäure oder Levetiracetam als Zweitlinientherapie erfolgen. Alternativ können auch Phenytoin, Phenobarbital oder Lacosamid in bestimmten Fällen eingesetzt werden.

Insbesondere ein Status generalisierter tonisch-klonischer Anfälle (SGTKA) stellt einen lebensbedrohlichen Notfall dar und erfordert ein entsprechend aggressives Management. Daher ist außerhalb einer Klinik immer ein Notarzt zu verständigen, um den Patienten einer geeigneten Intensivtherapie zuzuführen.

8. Einsatz generischer Antiepileptika

Einsparungen im Gesundheitswesen erzwingen zunehmend den Ersatz von Originalpräparaten durch die entsprechenden Generika. Es muss jedoch wegen der möglichen Unterschiede in der Bioverfügbarkeit und des damit verbundenen Rückfallrisikos vor allem bei anfallsfreien Patienten vor einem Wechsel zu einem Generikum eine sorgfältige Risikoabwägung und Aufklärung erfolgen. Dies gilt besonders beim Wechsel zwischen zwei Generika, da hier die Abweichung in der Bioverfügbarkeit maximal bis zu 30 % betragen könnte.

Die derzeitige deutsche Leitlinienempfehlung lautet dementsprechend: »Eine Ersteinstellung auf generische Präparate ist sinnvoll, um den Kostendruck vor allem im niedergelassenen Bereich zu vermindern. Ein unkontrollierter Wechsel zwischen Generika und/oder Originalpräparaten ist aus den oben genannten Gründen in jedem Fall zu vermeiden. Ein Umsteigen vom Originalpräparat kann auch dann erwogen werden, wenn der Patient es aus Kostengründen wünscht, weil er beim Originalpräparat erheblich zuzahlen muss. Hier ist über eine Medikamentenanamnese in Betracht zu ziehen, wie schwierig oder leicht es war, den Patienten einzustellen. Keinesfalls dürfen aus Kostengründen die Anfallsfreiheit und die wiedergewonnenen sozialen Vorteile eines Patienten gefährdet werden, was z. B. mit einem Verlust der Fahrtauglichkeit einhergehen würde. Hier bestehen u. U. auch Haftungsansprüche gegenüber dem Arzt oder dem Apotheker. Zudem ist der Arzt verpflichtet, den Patienten über das Risiko jedes Medikamenten-Wechsels aufzuklären; das schließt den Wechsel vom Original zum Generikum (und umgekehrt) ein.«

Die folgenden Wirkstoffe stehen auf der sogenannten Substitutionsausschlussliste, d. h. es darf in keinem Fall ein Austausch in Generika oder zwischen zwei Originalpräparaten erfolgen: Carbamazepin (retardiert), Phenobarbital, Phenytoin, Primidon, Valproinsäure (retardiert).

Die Verordnung muss in diesen Fällen eindeutig unter namentlicher Angabe des Fertigarzneimittelnamens erfolgen.

Ohne Beratung und entsprechende Begleitung einer Umstellung kann ein Wechsel zwischen Generika und/oder Originalpräparat auch zu einer verminderten Adherence des Patienten führen. Dies kann neben der Gefährdung des Patienten zu teils erheblichen Folgen für den Patienten (z. B. Fahrerlaubnis) sowie Folgekosten im Gesundheitswesen führen.

Zusammengefasst kann man sagen: Ein unkontrollierter oder häufiger Wechsel zwischen verschiedenen Generika sollte wegen der variablen Bioverfügbarkeit, negativen Effekte auf die Adherence und des damit verbundenen Rezidivrisikos insbesondere bei anfallsfreien Patienten vermieden werden. Ein Wechsel sollte nur kontrolliert und unter sorgfältiger Risikoabwägung und Aufklärung erfolgen. Die Neu- und anschließende Dauereinstellung auf ein bestimmtes Generikum ist dagegen unproblematisch.

9. Lieferschwierigkeiten

In den letzten Jahren ist es zunehmend zu Lieferschwierigkeiten und Versorgungsengpässen bei Arzneimitteln und auch bei Antiepileptika (u. a. Lyrica/Pregabalin, Frisium/Clobazam, Keppra/Levetiracetam, Mylepsinum/Primidon) gekommen.

Aufgrund des oben Ausgeführten ist ein Wechsel zwischen Generika und/oder Originalpräparaten insbesondere bei Patienten, die lange anfallsfrei waren, kritisch zu sehen. Zudem ist es bei allen Wirkstoffen wichtig, eine laufende Therapie möglichst kontrolliert auszuschleichen und nicht abrupt zu beenden.

Daher ist es erforderlich, Strategien zum Umgang mit Lieferschwierigkeiten zu entwickeln. Hier kommt dem Apotheker eine wichtige Beratungsfunktion zu.

Generell kann als Basismaßnahme Folgendes durchgeführt werden:

1. Patienten mit einer stabilen Dauertherapie sollte empfohlen werden, ihre Vorräte bereits aufstocken, wenn diese nur noch für 6–8 Wochen reichen. Dadurch besteht Zeit für die Beschaffung des Arzneimittels im Falle einer Lieferschwierigkeit bzw. Zeit für die kontrollierte Umstellung der Therapie bei einem längerfristigen Versorgungsengpass.
2. Sobald massive Lieferschwierigkeiten oder Versorgungsengpässe bekannt werden, sollten die behandelnden Ärzte über diese informiert werden.

Aufgrund der relativen therapeutischen Breite und pharmakokinetischen Wirkstoffeigenschaften ist im Falle eines Versorgungsengpasses ein Wechsel zwischen Generika und/oder Originalpräparat bei den folgenden Substanzen relativ unkritisch: Levetiracetam, Gabapentin, Pregabalin, Ethosuximid und Vigabatrin.

Bei den Wirkstoffen Eslicarbazepin, Lamotrigin und Oxcarbazepin sollte ein Austausch nur gezielt zwischen bestimmten Präparaten erfolgen, die aufgrund von Bioäquivalenzstudien die Bedingungen einer Bioäquivalenz von Arzneimitteln mit einer geringen therapeutischen Breite (NTI) erfüllen.

In jedem Fall sollte ein Wechsel nur kontrolliert durch den behandelnden Arzt und nach intensiver Beratung des Patienten erfolgen.

10. Beratungstipps für die Apotheke

Die psychosozialen Folgen einer Epilepsie beeinträchtigen die Lebensqualität der Patienten oft genauso wie die Anfälle selbst. Für das Apothekenpersonal besteht hier die Möglichkeit, gezielt aufzuklären. Gerade bei Fragen zu der Therapie (Nebenwirkungen, Interaktionen, Anfallsvermeidung, Adhärenzförderung), dem Verhalten bei epileptischen Anfällen und weiteren sozialmedizinischen Aspekten kann man Patienten und deren Angehörigen eine breite Hilfestellung anbieten.

Als Beispiele sind hier wichtige Beratungspunkte aufgelistet:

- Zu Beginn der Therapie auftretende leichtere Nebenwirkungen bilden sich oft mit der Zeit und nach guter Einstellung der Therapie zurück.
- Da Schwindel und Schläfrigkeit sowohl die geistige und körperliche Leistungsfähigkeit als auch die Reaktionsfähigkeit beeinträchtigen können, ist insbesondere auf Einschränkungen beim Autofahren und Arbeiten an Maschinen hinzuweisen.
- Der Patient ist vom Apotheker bei fortdauernden oder zunehmenden Nebenwirkungen sowie bei nicht ausreichender Anfallskontrolle darüber zu informieren, dass eine Umstellung der Medikation mit dem behandelnden Arzt besprochen werden sollte. Denn nicht alle Medikamente gegen Epilepsie werden von allen Patienten gleich gut vertragen.
- Eine Therapie darf nicht eigenmächtig geändert oder abgesetzt werden, weil dies Anfälle induzieren kann.
- Interaktionen mit einer Begleitmedikation oder freiverkäuflichen Präparaten oder Nahrungsergänzungsmitteln sollten besprochen werden und ggf. an den behandelnden Arzt verwiesen werden.
- Die Notwendigkeit zusätzlicher Verhütungsmaßnahmen bei gleichzeitiger Einnahme der »Pille« muss der Apotheker bei vielen Medikamenten im Beratungsgespräch erwähnen.
- Der Hinweis auf Vermeidung von Alkohol ergibt sich zum einen wegen zusätzlicher müde machender Effekte, zum anderen wegen der Vermeidung von Alkohol als Auslöser von Krampfanfällen.

Literatur

[1] Al-Aqeel S, Al-Sabhan J. (2011) Strategies for improving adherence to antiepileptic drug treatment in patients with epilepsy. Cochrane Database Syst Rev 2011 (1): CD008312

[2] Berg AT. (2008) Risk of recurrence after a first unprovoked seizure. Epilepsia. 2008; 49 Suppl 1:13.

[3] Blotière PO, Raguideau F, Weill A et al. (2019) Risks of 23 specific malformations associated with prenatal exposure to 10 antiepileptic drugs. Neurology 2019; 93(2): e167-e180.

[4] Brandt, C. (2012): Akut-symptomatische epileptische Anfälle: Inzidenz, Prognose und Aspekte der antiepileptischen Behandlung. Aktuelle Neurologie 2012, 480–485

[5] Brandt, C. et al (2010). Prevalence of anxiety disorders in patients with refractory focal epilepsy – a prospective clinic based survey. Epilepsy Behav. 17 (2010) 259–63.

[6] Brodie MJ, et al. (2007) Comparison of levetiracetam and controlled-release carbamazepine in newly diagnosed epilepsy. Neurology. 2007;68(6):402.

[7] Brodie, Martin J., Kwan, Patrick. (2002) Staged approach to epilepsy management. Neurology Apr 2002, 58 (8 suppl 5) S2-S8.

[8] Cramer JA, et al. (2002) The relationship between poor medication compliance and seizures. Epilepsy & Behavior 2002; 338–342.

[9] Elger C.E., Berkenfeld R, et al. (2017) S1-Leitlinie Erster epileptischer Anfall und Epilepsien im Erwachsenenalter. 2017. In: Deutsche Gesellschaft für Neurologie, Hrsg. Leitlinien für Diagnostik und Therapie in der Neurologie. Online: www.dgn.org/leitlinien

[10] Fachinformationen (jeweils aktuellste) über www.fachinfo.de und Herstellerseiten

[11] Fisher RS, et al. (2014) ILAE official report: a practical clinical definition of epilepsy. Epilepsia 2014; 475–482.

[12] Glauser T, et al. (2013) Updated ILAE evidence review of antiepileptic drug efficacy and effectiveness as initial monotherapy for epileptic seizures and syndromes. Epilepsia. 2013 Mar; 54(3): 551–63. Epub 2013 Jan 25.

[13] Hesdorffer DC, et al. (2011) Estimating risk for developing epilepsy: a population-based study in Rochester, Minnesota. Neurology 2011; 23–27.

[14] Holt S., Schmiedl S., Thürmann P. A. (2011) Die PRISCUS-Liste: Potenziell inadäquate Medikation für ältere Menschen. http://priscus.net/download/PRISCUS-Liste_PRISCUS-TP3_2011.pdf

[15] Karceski, Steven. Initial treatment of epilepsy in adults. UpToDate Online. Stand: May 23, 2019. © 2020 UpToDate, Inc.

[16] Kwan P, Brodie MJ. (2001) Effectiveness of first antiepileptic drug. Epilepsia. 2001; 42(10): 1255.

[17] Lattanzi S, et al. (2019) Antiepileptic monotherapy in newly diagnosed focal epilepsy. A network meta-analysis. Acta Neurol Scand. 2019; 139(1): 33. Epub 2018 Sep 24.

[18] Leone MA, et al. (2011) Treatment of first tonic-clonic seizure does not affect mortality: long-term follow-up of a randomised clinical trial. J Neurol Neurosurg Psychiatry. 2011; 82(8): 924.

[19] Marson AG, et al. (2007) The SANAD study of effectiveness of valproate, lamotrigine, or topiramate for generalised and unclassifiable epilepsy: an unblinded randomised controlled trial. Lancet. 2007; 369(9566): 1016.

[20] Nevitt SJ, et al. (2017) Antiepileptic drug monotherapy for epilepsy: a network meta-analysis of individual participant data. Cochrane Database Syst Rev. 2017; 12(12): CD011412. Published 2017 Dec 15.

[21] Patsalos PN, et al. (2008) Antiepileptic drugs – best practice guidelines for therapeutic drug monitoring: a position paper by the subcommission on therapeutic drug monitoring, ILAE Commission on Therapeutic Strategies. Epilepsia. 2008; 49(7): 1239.

[22] Pfäfflin, Margarete (2011). Informationsblatt 028 Epidemiologie der Epilepsien. Informationsportal der Deutschen Gesellschaft für Epileptologie.

[23] Potschka, H. (2012) Wirkungsmechanismen von Antiepileptika. Z. Epileptol. 25, 14–117 (2012).

[24] Potschka, H. (2013a) Wirkungsmechanismen von Antiepileptika. Z. Epileptol. 26, 85–89 (2013).

[25] Potschka, H. (2013b) Wirkungsmechanismen von Antiepileptika. Z. Epileptol. 26, 211–213 (2013).

[26] Privitera, Michael D, et al. (2016) Generic-to-generic lamotrigine switches in people with epilepsy: the randomised controlled EQUIGEN trial. Lancet Neurol 2016; 15: 365–72.

[27] Ramsay RE, et al. (2004). Special considerations in treating the elderly patient with epilepsy. Neurology. 2004; 62(5 Suppl 2): S24.

[28] Reimers A, et al. (2018) Reference ranges for antiepileptic drugs revisited: a practical approach to establish national guidelines. Drug Des Devel Ther. 2018; 12: 271–280. Published 2018 Feb 8.

[29] Schachter, S.C. Antiseizure drugs: Mechanism of action, pharmacology, and adverse effects. UpToDate Online. Stand: Jul 20, 2020. © 2020 UpToDate, Inc.

[30] Schachter, S.C. Overview of the management of epilepsy in adults. UpToDate Online. Stand: Jun 11, 2019. © 2020 UpToDate, Inc.

[31] Scheffer, Ingrid E, et al. (2017) ILAE classification of the epilepsies: Position paper of the ILAE Commission for Classification and Terminology. Epilepsia, 58(4): 512–521, 2017.

[32] Schwabe, U., Paffrath, D. (Hrsg.), Arzneiverordnungs-Report 2015: Ulrich Schwabe Antiepileptika © Springer-Verlag Berlin Heidelberg 2015.

[33] Shih, Tina. Seizures and epilepsy in older adults: Treatment and prognosis. UpToDate Online. Stand: Jul 30, 2019. © 2020 UpToDate, Inc.

[34] Trinka E, Marson AG, van Paesschen W et al. (2013) KOMET: an unblinded, randomised, two parallel-group, stratified trial comparing the effectiveness of levetiracetam with controlled-release carbamazepine and extended-release sodium valproate as monotherapy in patients with newly diagnosed epilepsy. J. Neurol. Neurosurg. Psychiatr. 2013; 1138–1147.

[35] UK Epilepsy Society: Information for professionals: Guidelines for Therapeutic Drug Monitoring of Antiepileptic Drugs.

[36] Wilfong, Angus. Seizures and epilepsy in children: Initial treatment and monitoring. UpToDate Online. Stand: Oct 17, 2018. © 2020 UpToDate, Inc.

[37] Wood MD, Gillard M. (2017) Evidence for a differential interaction of brivaracetam and levetiracetam with the synaptic vesicle 2 A protein. Epilepsia. 2017 Feb; 58(2): 255–262.

[38] Embryotox – Pharmakovigilanz- und Beratungszentrum für Embryonaltoxikologie der Charité-Universitätsmedizin Berlin (https://www.embryotox.de/erkrankungen/details/epilepsie/).

Die Autoren/innen

Professor Dr. Hajo Hamer

Prof. Dr. Hajo Hamer, MHBA
Leiter des Epilepsiezentrums
Oberarzt der Klinik für Neurologie
Universitätsklinikum Erlangen

Herr Professor Dr. Hajo Hamer stammt aus Norddeutschland und studierte Humanmedizin an den Universitäten Erlangen und Wien. Eine tiefgreifende epileptologische Ausbildung erfuhr Prof. Hamer während eines zweijährigen Aufenthalts als »epilepsy fellow« an der Cleveland Clinic Foundation/USA bei Prof. H. Lüders. Heimgekehrt nach Deutschland war er maßgeblich am Aufbau des Epilepsie-Zentrums der Philipps-Universität Marburg beteiligt, wo er auch seine Facharztprüfung für Neurologie und seine neurologische Habilitation ablegte. Seit April 2011 hat er die Professur für Epileptologie an der Neurologischen Universitätsklinik Erlangen inne und leitet das dortige Epilepsiezentrum.

Seine epileptologischen Forschungsschwerpunkte liegen auf dem Gebiet der intrazerebralen EEG-Ableitungen mittels subduraler und Tiefenhirn-Elektroden und auf dem Gebiet der Versorgungsforschung bei Epilepsiepatienten. Seine Arbeiten wurden in zahlreichen internationalen Zeitschriften veröffentlicht und durch mehrere Preise ausgezeichnet.

Von 2017 bis 2019 war er 1. Vorsitzender der Dt. Ges. für Epileptologie.

Dr. Stephanie Gollwitzer

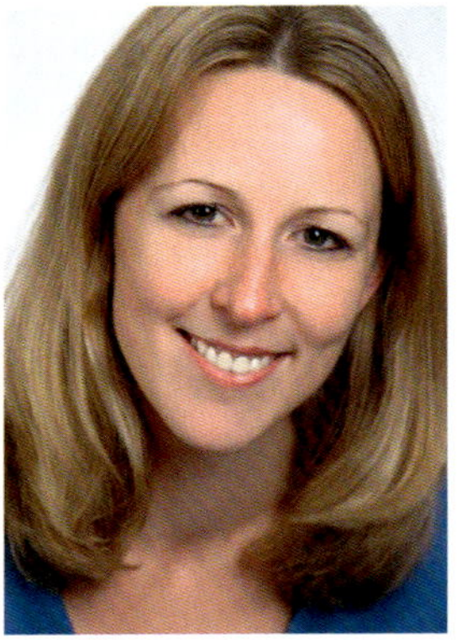

Studium der Humanmedizin an der Friedrich-Alexander-Universität Erlangen-Nürnberg (2000–2007), Abschluss der Ärztlichen Prüfung (Mai 2007)

Promotion, Titel: »CT-gestützte Osteodensitometrie zur Beurteilung der femoralen und periacetabulären knöchernen Reaktion nach zementfreier Hüftendoprothetik mit schenkelhalserhaltendem Design« (2010), Mitglied der Arbeitsgruppe Epilepsie (Prof. Dr. med. Hajo Hamer) an der Neurologischen Universitätsklinik Erlangen (seit 2011), Betreuung von Doktoranden der Arbeitsgruppe Epilepsie (seit 2013), Habilitation, Titel der Habilitationsschrift: »EEG als Biomarker bei ZNS-Erkrankungen« (2019)

Neurologie, Universitätsklinik Erlangen, Assistenzärztin (seit 2007), Psychiatrie, Klinikum am Europakanal Erlangen, externe Rotation im Rahmen der Weiterbildung (2013–2015), Research fellowship University College London, London, UK (2014–2015), Fachärztin für Neurologie (seit 2015)

Lehrtätigkeit: Regelmäßige Lehre am Universitätsklinikum Erlangen (Blockpraktikum, Einführung in die klinische Medizin) (2007–2020), Betreuung der epileptologischen Transitionssprechstunde in Kooperation mit der Neuropädiatrie des Universitätsklinikums Erlangen (seit 2016), Telemedizinische Behandlung von Epilepsiepatienten im Rahmen des TELEP-Netzwerkes (seit 2017), Mitglied im Kongresssekretariat der 54. Jahrestagung der Deutschen Gesellschaft für Epileptologie (2018)

Besondere Kenntnisse/Zertifikate: EEG-Zertifikat der DGKN (2014), GCP-Training; Teilnahme an klinischen Studien als Backup-PI (Sage Therapeutics 547-SSE-301) und Investigator (SP0982-EP0012, EASEE IB) (2015), Zertifikat Epileptologie (2019)

Mitgliedschaften: Deutsche Gesellschaft für Neurologie (DGN), Deutsche Gesellschaft für Epileptologie (DGfE), Deutsche Gesellschaft für klinische Neurophysiologie und funktionelle Bildgebung (DGKN)

Frau PD Dr. med. Stephanie Gollwitzer studierte Humanmedizin an der Friedrich-Alexander-Universität Erlangen-Nürnberg. Die neurologische Weiterbildung durchlief sie am Universitätsklinikum Erlangen unter Leitung von Prof. Schwab; hier legte sie 2015 auch die Facharztprüfung ab. Seit 2012 ist sie am Epilepsiezentrum Erlangen bei Prof. Hamer tätig. Ihre epileptologische Ausbildung ergänzte sie zudem durch ein einjähriges Fellowship am University College London, UK,

2014. Ebenfalls seit 2012 ist Frau Dr. Gollwitzer auch Teil der wissenschaftlichen Arbeitsgruppe des Epilepsiezentrums. Ihre Forschungsschwerpunkte liegen auf Lernprozessen gemessen mit dem invasiven EEG sowie auf dem Einsatz des EEG in der neurologischen Intensivmedizin. 2019 konnte sie ihre Habilitation zum Thema »EEG als Biomarker bei ZNS-Erkrankungen« abschließen. Neben ihrer Tätigkeit im Epilepsiezentrum betreut Frau Dr. Gollwitzer im Rahmen der epileptologischen Transitionssprechstunde außerdem jugendliche Epilepsiepatienten und ihren Übergang in die Erwachsenenmedizin.

Dr. rer. nat. Sabine Krebs

Apotheke des Universitätsklinikums Erlangen
Palmsanlage 3
91054 Erlangen

Pharmaziestudium an der Julius-Maximilians-Universität Würzburg (1990–1994), Approbation in 1995

Erstellung einer Promotionsarbeit (Titel: Der Einsatz computerbasierter Datenbanksysteme zur Erfassung, frühen Intervention und Vermeidung von unerwünschten Arzneimittelwirkungen; Doktorvater: Prof. Dr. Dr. Kay Brune) im Zeitraum Dez. 1996 bis April 2000 am Institut für Experimentelle und Klinische Pharmakologie und Toxikologie der Friedrich-Alexander-Universität Erlangen, weitergebildet zur Fachapothekerin für Klinische Pharmazie (2006) und ABS Expert (2012)

Berufliche Tätigkeiten:
Jan-Jul 1996 Apothekerin/Trainee Clin. Pharmacy am VA Medical Center in Tucson, AZ, USA
Aug-Nov 1996 Apothekerin in der Luitpold-Apotheke, Schweinfurt
Dez. 1996-Aug. 2000 Apothekerin (Promotion und wissenschaftliche Stelle) am am Institut für Experimentelle und Klinische Pharmakologie und Toxikologie der Friedrich-Alexander-Universität Erlangen
Sept. 2000-März 2001 Post-Doc Research Scholarship an der University of Arizona/ VA Medical Center in Tucson, AZ, USA

seit April 2001 als Apothekerin in der Apotheke des Universitätsklinikums Erlangen beschäftigt.

Seit 2002 Stellvertretende Apothekenleitung in der Apotheke des Universitätsklinikums Erlangen

Stichwortverzeichnis